各分野の専門医が教える

あなたにとって
最適な
「がん治療」
がわかる本

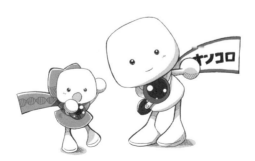

日本実業出版社

はじめに

　この本を手に取ってくださったということは、**あなた自身、もしくはご家族などの身近な人が健康診断で「がんの疑い」を指摘された**、もしくは**病院で「がん」と診断された**のかもしれません。何はともあれ、がんと無関係ではない、なんらかの関係を持たざるを得なくなったとお察しします。

　がんとつきあうにあたって大切なのは、がんについて知っておくことです。
　あなた自身やご家族など身近な人が「がんの疑いがある」といわれたら、平常心でいることは難しいでしょう。そのがんはすぐ治るのか、治療には時間がかかるのか、どんな治療があるのかという不安。仕事や家庭、お金はどうなるのかという心配など、さまざまな気持ちが押し寄せると思います。しかし、がんのことをよく知ることで、それらの不安や心配が徐々に解消されていきます。

　オンコロ（https://oncolo.jp/）は、2015年に３Hクリニカルトライアル株式会社が開設したがん情報サイトです。
　約100人のがんの専門医の先生方にメディカルサポーターとして協力していただきながら、日々情報発信を行っているほか、活動はウエブにとどまらず、毎週がん患者さん向けのセミナーを行い、コールセンターにて患者さんやご家族の相談を受けています。
　私たちは、この活動を通じていままでのべ２万人以上の患者さん・ご家族の方と接してきましたが、皆さん「わからないこと」や「困っていること」を抱えており、それらは個々人の状況により、それぞれ異なるものでした。
　そこで、この本では、がんと疑われたご本人やご家族が一度は疑問に

感じることを集約しました。メディカルサポーターの各分野の専門の先生にもお話をうかがい、医師が伝えたいアドバイスや最新情報も掲載しています。また、我々の、情報提供者という中立的な立場だからこそお伝えできることも記させてもらいました。

　進行がんと診断されても共存できる可能性が高くなった現在の医療において、がん治療は情報戦ともいえます。我々の情報が少しでもお力になればうれしい限りです。

オンコロ責任者　可知健太

この本の読み方

① この本はQ＆A方式になっています

　オンコロに多く寄せられる疑問に答える形でわかりやすくまとめました。気になるところから読んでいけます。

② 各分野の専門医の解説入り

　難しいテーマ、最新の情報などについては専門医にお話を伺い、まとめました。　**プロに聞きました**　←この見出しが目印です。

（本文の文責はがん情報サイト「オンコロ」にあります）

③ 豊富ながん情報を掲載

　病院選び、治療選びに役立つ、信頼のおけるデータベースや検索サイトを紹介しています。

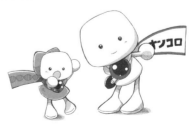

※URLや電話番号等は2021年2月時点での情報となります。

各分野の専門医が教える
あなたにとって最適な「がん治療」がわかる本

もくじ

第2章

がんの治療をどう選んで決めていく？

三大療法とセカンドオピニオン、シェアード・ディシジョン・
メイキング、治療にまつわるお金の不安や疑問

第**3**章

がん治療中に気をつけたいこと
生活、手術、副作用、後遺症の不安をやわらげる

第4章
正しく理解してほしい最新の医療
治験・がん免疫療法・がんゲノム医療・光免疫療法

専門医＆専門家インタビュー　プロに聞きました

カバーデザイン◎白畠かおり ／ 本文デザイン◎一企画

第**1**章

「がんの疑いがある」 といわれたら？

病理検査、確定診断、治療開始時の 不安や疑問

「がんの疑いがある」と診断されてから、「がん」とわかるまでには、さまざまな検査があります。時間もかかりますので、不安になりやすい時期です。「がんの疑いがある」とき、何をするべきか。検査・診断の進み方や医師との接し方のコツを紹介します。

Q1 │ 「がんの疑いがある」といわれたら、 どうすればいいですか？

 多くのがんは治せる時代になりました。 まずは自分の状態を知りましょう。

　「がんの疑い」＝「がん」ではありません。2014年の厚生労働省の調査によると、肺がん検診を受けた1万人のうち、「がんの疑いあり」として要精密検査になった人は196人、そしてそこから肺がんと診断されたのはわずか4人でした。

　また、がんと診断されても、すべてのがんが「がん＝死」ではありません。

　国立がん研究センターのデータ（2019年）では、**がんと診断されてから5年後に生存している「5年生存率」の割合は6割を超えます。**加えて、2014年の厚生労働省の調査では、国内で500万人以上の方が**がんサバイバー（がん経験者）**としてがんと共存しながら生活をしています。

　「がんの治療は情報戦」といわれます。

　治療が多様化・複雑化する中、集めた情報の質と量によって、治療の選び方やその後の経過、生活の質が違ってくることも少なくありません。

　まず気持ちを落ち着かせ、負けない戦いをするために正しい情報を集め、これからどのようなことが行われていくのか治療の見通しを知りましょう。「正しい情報を得ること」は、「生きる希望」につながります。

次のページで、がん治療の一般的な流れを示します。あくまで一例ですが、参考にしてください。

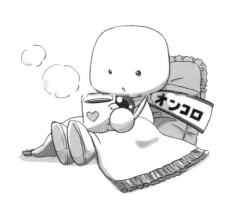

がんの治療は長期戦。これからの見通しを知ろう

がんの疑い

・精密検査（もしくは治療）を受ける病院を選び、予約をする。

（1～2週間）

精密検査

診断を確定させるために、以下のような病理検査を受ける。

・医師による問診と診察
・血液検査（腫瘍マーカー）
・画像検査（レントゲン検査、超音波検査、CT検査、MRI検査）
・内視鏡検査
・病理検査（細胞診検査、組織検査）（→P16）

確定診断

治療準備

治療法が決定したら、治療に専念できるよう以下の準備を行う。

・体調を整える
・仕事や学業を調整する
・家事の代行、育児サポートを考える
・治療費や生活費を工面する
・高額療養費制度など助成制度の申請をする
・民間の生命保険、医療保険、がん保険などの手続きを確認する
　→P72＆第3章

（2週間）

治療

病期に応じ、手術療法・薬物療法・放射線療法を組み合わせた集学的治療が行われる。

→P46＆第4章

病理検査の結果をもとに確定診断が行われる。 →P16

がんの存在が認められた場合、
- 治療方針を検討するために、画像検査などでがんの種類、病変の広がりを調べる
- 治療を受けられる状態かどうかを評価するために全身の状態（心臓、肺、肝臓、腎臓など）を調べる

治療法の検討と決定

診断結果をもとに治療方針が話し合われ、その人にとって最善の治療法を決定する。

主治医と“納得できる”治療法を検討するために患者さんが知っておくべき情報
- 自分の病期とそれに応じた標準治療（→P46）
- 各治療法（手術療法、薬物療法、放射線療法など）の長所・短所
- 日常生活の中で大事なこと、優先したいこと
- 治療や療養にかかる費用（→第2章）

治療法の選択に迷ったら
- 医師以外の医療スタッフ（がん看護専門看護師、がん相談支援センター相談員など）に相談する
- セカンドオピニオン（主治医と別の医師の意見）を利用する

（1カ月）

治療を安心して受けるために確認すべきこと
- 治療をサポートしてくれる専門スタッフ
- 治療で起こる副作用とその対処方法
- 正しい緩和ケアの利用法
- 心のケア、生きがい
- 患者体験談、患者サロン、患者会の利用法

プラスαで知っておくとよいこと
- 臨床試験等の活用方法 →第4章
- 補完代替療法 →P123

経過観察（5年〜10年）
手術や放射線療法でがんを取り除いた場合、再発・転移がないかどうかを含め、定期的に経過を観察する。一般的には治療終了後5年間がこの期間にあたる（乳がんの場合は10年間）。

3カ月（手術等の局所療法）〜数年（薬剤治療等の全身療法）

Q2 がんには、どんな種類がありますか？

 がんは、固形がん、血液がん、肉腫と分けられ、合う治療法もそれぞれ違います。まず、自分のがん種を知りましょう。

がん細胞は、正常な細胞の遺伝子に 2 〜10個程度の傷がつくことから発生することがわかっています。正常な細胞から発生するわけですから、**がんは基本的にすべての臓器、組織で起こる**と考えられています。

正常な細胞とがん細胞の決定的な違いは増殖にかかわる機能です。正常な細胞は、体や周囲の状態に応じて増えたり、増えるのをやめたりしますが、がん細胞は体からの命令を無視して増殖し続けます。そのため、増殖したがん組織が周囲の組織や臓器を圧迫したり破壊したりして機能障害を引き起こし、生命を脅かします。

がんの種類は発生した部位により以下の3種類に分けられます。

> ▶**固形がん**…上皮細胞（消化管、乳腺など）から発生するがん
> ▶**血液がん**…造血器（白血球、リンパ球など）から発生するがん
> ▶**肉腫**…非上皮細胞（骨、筋肉など）から発生するがん

固形がんが全体の8割を占め、**肺がん、胃がん、大腸がん、肝がん、乳がんは日本人に多いがんで「5大がん」**ともいわれます。そのほか、食道がん、膵臓がん、膀胱がん、前立腺がん、子宮頸がんも日本人に増えています。また、発生部位が特定できないがんもあり、**原発不明がん**と呼ばれています。

がんの種類によって、治療方法は大きく変わります。まず、診断された（疑われている）がんの種類を正しく知ることが非常に重要です。

主ながんの種類

固形がん	脳・神経・眼	脳腫瘍
	口・喉・鼻・耳	舌がん
		咽頭がん
		喉頭がん
		甲状腺がん
	胸部	肺がん
		乳がん
	消化管	食道がん
		胃がん
		大腸がん
		小腸がん
	肝臓・胆のう・膵臓	肝細胞がん
		胆管がん
		胆のうがん
		膵臓がん
	泌尿器	腎細胞がん
		腎盂・尿管がん
		膀胱がん
		前立腺がん
		精巣腫瘍
	女性器	子宮がん
		卵巣がん
	皮膚	悪性黒色腫
血液がん	血液/リンパ	急性骨髄性白血病
		急性リンパ性白血病
		慢性骨髄性白血病
		悪性リンパ腫
		多発性骨髄腫
肉腫	骨・筋肉	骨肉腫
		軟骨肉腫
		横紋筋肉腫
		平滑筋肉腫
		線維肉腫
		脂肪肉腫
		血管肉腫
原発不明がん		

「悪性腫瘍」「悪性新生物」も「がん」のことを指す

　「悪性腫瘍」「悪性新生物」といった言葉を聞いたことがあるかもしれません。がんとは「悪性」の腫瘍や新生物のことを指し、これらの言葉同じです。「悪性」と「良性」の違いは別項（P24）で説明しています。

Q3 「がん」と診断されるまでに、どのような ことが行われますか？

A3 確定診断されるまで「がん」であるとはいえません。 さまざまな検査に加えて、病理検査が必要です。

　健康診断などで「がんの疑いがある」と告げられた場合、まずは本当 にがんがあるのかどうか、がんがあるとしたらがんの種類を診断しても らわないといけません。それには、検査が必要です。

検査の流れ

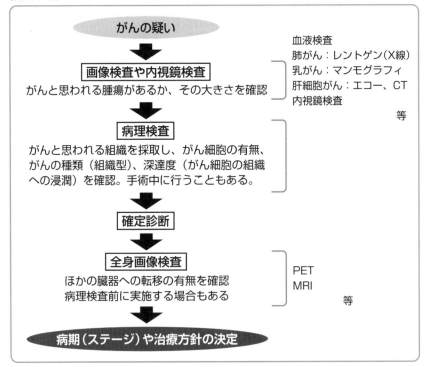

がんの疑い

血液検査
肺がん：レントゲン(X線)
乳がん：マンモグラフィ
肝細胞がん：エコー、CT
内視鏡検査
　　　　　　　　　　　等

画像検査や内視鏡検査
がんと思われる腫瘍があるか、その大きさを確認

病理検査
がんと思われる組織を採取し、がん細胞の有無、 がんの種類（組織型）、深達度（がん細胞の組織 への浸潤）を確認。手術中に行うこともある。

確定診断

全身画像検査
ほかの臓器への転移の有無を確認
病理検査前に実施する場合もある

PET
MRI
　　　等

病期（ステージ）や治療方針の決定

　検査の内容は、問診のほか、血液検査、病理検査、内視鏡検査、超音波・X線・CT・MRI・PETといった画像検査など、さまざまです。がんの種類やがんが疑われる臓器によって実施される検査は異なりますが、複数の検査を組み合わせるのが一般的です。また、その際には、検査に伴う身体的負担、合併症なども考慮されます。

　「○○がんである（もしくは、がんではない）」と医師が診断することを**確定診断**と呼びますが、確定診断には病理検査が必要です。

　病理検査の目的は、がんの存在を確認することです。複数の検査でがんが疑われる病変の確認ができたら、そこから細胞や組織を採集し、顕微鏡で観察してがんかどうかを確定します。がん細胞が確認できた場合は、さらにがんの種類や組織型、深達度（がん細胞の組織への浸潤）などを調べます。ただし、開腹しなければ細胞や組織を採取できない臓器もあるため、**手術をしないと確定診断がつかないケース**もあります。

　病理検査でがんと確定診断した場合、医師によって病状の説明（**告知**）されます。

　確定診断後も検査は続きます。

　確定診断後に行われる検査の目的は、がんの広がりや深達度を確認することです。がんが発生した場所だけでなく、その周囲のリンパ節やほかの臓器への広がり（**転移**）なども確認し、組織検査でわかった深達度を考慮して複合的に**病期（ステージ）**を判定します。また、これらの情報をもとに病期に合った治療方針が立てられます。

同時に、心臓、肺、肝臓、腎臓など生命を維持するための機能を備えた臓器をはじめ、全身の状態を調べ、手術や薬物療法、放射線治療などに耐えられる状態かどうかを評価するための検査が行われます。

　がんと診断されるまで、そして診断された後も、はじめて体験するような検査が次々と続きます。検査に対する不安を和らげるためにも自分が受ける検査の目的と方法を知っておきましょう。

🌐 YouTube「OncoloChannel」　がんと病理診断（筑波大学医学医療系診断病理学研究室 教授　野口 雅之先生）

https://youtu.be/OLTzpbj-l2o

がんの診断に使われる主な検査

●病理検査（細胞診検査、組織学的検査）

がんが疑われる場所から細胞や組織を採取し、その性質を顕微鏡で調べる検査です。がんの確定診断に使われます。病理検査にはブラシで粘膜をこすったり、皮膚から針を刺して吸引したり、液体中の浮遊物を採取したりして得た細胞を調べる**「細胞診検査」**と、内視鏡や手術で採取した組織を調べる**「組織学的検査」**があります。また、切除した組織を手術中に調べる**「術中迅速病理診断」**という特殊な方法もあります。

●内視鏡検査

先端にレンズとライトがついた細い管を、食道や気道、消化管、膀胱などに入れて体内の状態を直接観察して調べる検査です。また、**「生検」**といって病変の一部をつまみとり、組織を採取してくることもあります。がんの存在を確認するときに主に活用される検査です。

●超音波（エコー）検査

皮膚の上、あるいは臓器（子宮、腸など）の内側から超音波を当て、音波のはね返る様子を画像にして体内の状態を観察する検査です。がんの存在を確認するときに主に活用されます。

●X線（レントゲン）検査

X線を目的の部位に照射し、通過したものを画像にして体内の状態を観察する検査です。より鮮明な画像にするためにバリウムや造影剤が使われることがあります。がんの存在を確認するときに主に活用されます。

●CT（コンピューター断層撮影）検査

身体の周りからX線を照射し、体の断面を画像にして体内の状態を観察する検査です。より鮮明な画像にするために造影剤が使われることがあります。確定診断後、がんの広がりなどを調べるときにも活用されます。

●MRI（磁気共鳴撮影）検査

身体に強い磁力を当て、断面像を観察する検査です。さまざまな角度から断面を見られるため、**CTでは撮影しにくい部位も確認できます**。より鮮明な画像にするために造影剤が使われることがあります。確定診断後、がんの広がりなどを調べるときにも活用されます。

●PET（陽電子放出断層撮影、ポジトロンCT）検査

弱い放射性物質を付着した薬剤を投与し、体内における薬剤の分布を撮影することで、薬剤を取り込んだがんの様子を観察する検査です。この検査では、**がん細胞の活動状態も確認することができます**。薬剤を取り込みにくいがん種があるほか、がん以外の細胞に薬剤が取り込まれることもあるため、CTなどほかの検査と組み合わせて行われます。

●血液検査（腫瘍マーカー）

がんが発生すると体内のたんぱく質やホルモン、酵素などの物質が増加することがあります。これらの数値を測定するのが「腫瘍マーカー」と呼ばれる血液検査です。50種類以上あり、がん種によって使用されるものが違います。一般的に腫瘍マーカーの数値が高いほど、がんが存在する可能性は高くなりますが、ほかの病気や生活習慣、加齢などでも数値が高くなったり、がんがあるのに数値が低かったりすることもあります。そのため、病理検査や画像検査などほかの検査と組み合わせて実施します。

Q4 診断結果の説明で、医師に聞くべきことは？

A4 遠慮は禁物。知りたいことは全部聞く勢いで！

　実際に病院で検査を受け、確定診断の結果、「がんであることが間違いない」という状態になったとしましょう。あなたは医師から、自身のがんの種類、状態など、診断結果の説明を受けることになります。

　ところが、**診断結果の説明を受ける際に「医師を前にすると緊張する」「医師に何を聞けばいいのかわからない」**という人はとても多いのです。

　これまで健康だと思っていた人が急にがんだといわれたとしたら、病院という場所自体が気づまりですし、医師とのコミュニケーションにとまどうのは当然です。そもそも、素人である私たち患者がその道のプロである医師に質問するのは難しいことです。

　ですから、この場面において大事なのは、**診断結果に納得し、それを受け入れること**です。そのためにはつい、「聞くべきこと」を探してしまいがちですがそうではなく、**"あなたが知りたいこと"を素直に質問することが重要**です。このスタンスは、診断結果の説明の場面だけでなく、がん治療全体を通し、どの場面においても必要なことです。

　そもそも、患者さんやご家族が診断結果について最低限知っておかなければならないこと＝「聞くべきこと」は、最初に医師から説明があるものです。医師の説明が終わったら、あなたが「いま、聞くべきこと」はすでに聞いていると思っていただいて問題ありません。その上で、「**もっと聞きたい」「ここがわからない」「ここが不安」と感じたこと＝「あなたが知りたいこと」を確認することが大切**です。

しかし、医師と対面するとその場の空気に飲まれて、聞きたいことがうまく聞けなくなってしまう場合もあります。ですから、医師と診断結果の面談をする前には、“知りたいことの質問リスト”をつくっておくことをおすすめします。

とはいえ、自分が何を知りたいのかわからない人は多いものです。まずは、自分の治療選択肢と、それぞれの選択肢のメリットとデメリット（良い点と悪い点）をよく先生に聞いてみてください。

このようなときにあわせて活用したいのが、国立がん研究センター東病院が作成したパンフレット『重要な面談にのぞまれる患者さんとご家族へ——聞きたいことをきちんと聞くために——』です。

🌐『重要な面談にのぞまれる患者さんとご家族へ——聞きたいことをきちんと聞くために——』（国立がん研究センター東病院）
https://www.ncc.go.jp/jp/ncce/clinic/psychiatry/psychiatry_panfu.pdf

パンフレットには、診断、症状、検査、治療、生活、家族、心、見通しといった治療方針や治療法を決定するうえで重要な項目ごとに想定される質問が並んでおり、その中から自分が聞きたい質問を選べる仕組みになっています。

Q5 診断結果の説明で、最低限理解しておかなければならないことは？

A5 診断時のがんの状態を理解しておくことが大切です。「検査結果からどのような診断がついたのか」をまず理解しましょう。

前提として、手術をしないと正確に診断できないがん種もあるため、その診断結果は確定診断かどうかを押さえておくことがまず重要です。

確定診断ではない場合、「いつ・どのような検査で診断が確定するのか」という見通しを理解するほか、「がん以外の病気の可能性はどのくらいあるのか」、「これから診断が変わることはあるのか」といったことも確認しておくとよいでしょう。

一方、確定診断の場合は、「がんの組織型」に加え、がんの場所、大きさ、広がり——「がんがどこの場所にあるのか」、「どのくらいの大きさ」で、「周りの組織や臓器にどの程度広がっているのか」についても理解したいものです。これらは、その後の治療において最適な方法を選ぶ際に欠かせない情報となります。

がんと診断された際、「頭の中が真っ白になり、医師から説明を受けてもよくわからなかった」という患者さんは大勢います。このような心の反応が起きることを想定し、ご家族や親しい人に同行してもらい、複数の人で説明を聞くのが望ましいとされています。また、あとから聞き直せるように、許可を得たうえで医師の説明を録音するのもよいでしょう。確定診断後、治療方針や治療法を決めるための画像検査などを引き続き行い、その結果によっては診断が変わることもあります。「**最初に受けた診断結果がすべてではない**」ということも心得ておくことが肝心です。

診断結果の説明のチェックリスト

□説明日：　　　　　　　　　□診断日：

□確定診断の有無　はい　いいえ（いいえの場合、なぜ確定ではないかを確認）

□がん種：　　　　　　　　　□組織型：

□遺伝子変異：　　　　　　　□深達度：

□転移の有無：　　　　　　　□がんのある臓器：

□大きさ（1つずつ記載）：

□ステージ：　　1　　2　　3　　4　　その他（　　　　　）

以下は、依頼すれば入手できるため、診断時に「コピーがほしい」と依頼しましょう。後々、セカンドオピニオンを考えたときなどに便利です。

□医師が説明のために記載した用紙

□病理検査結果報告書
　→素人では理解できない記載内容ですが、セカンドオピニオンなどで役立ちます。

□画像検査報告書（CT、MRI、PET、エコー、内視鏡等）
　→がんの大きさや広がりが記載されているため、自分のがんへの理解が深まります。

□血液検査報告書（疑い〜説明日の経過すべて）
　→これからの治療のバロメーターになります。

□遺伝子検査結果等
　→病理検査結果報告書に記載がある場合も。遺伝子パネル検査など、特殊な遺伝子検査を行っている場合は、報告書があります。

知っていると、診断結果への理解がより深まる医学用語

● 良性腫瘍と悪性腫瘍

腫瘍には良性と悪性があり、がん＝悪性腫瘍です。悪性腫瘍は、「①勝手に増殖を続け、止まることがない（自律的増殖）」「②周囲にしみ出るように広がり（浸潤）、体のあちこちに飛び火（転移）し、次から次へと新しいがん組織をつくる」「③正常な組織が摂取するはずの栄養をどんどん奪ってしまい、体が衰弱する（がん悪液質）」という３つの特徴があります。良性腫瘍も「①自律性増殖」はしますが増殖スピードはゆるやかで、「②浸潤と転移」「③がん悪液質」を起こすことはありません。良性腫瘍の場合も、大きさや場所によっては不快な症状が起こることもありますが、外科的に完全に切除すれば再発することはありません。

● クラス分類

検査や手術で採取した細胞を顕微鏡で診断し、その異常性を判定した分類。一般的に「異型細胞または異常な細胞がない」クラス１から「細胞学的に悪性が確定的である」クラス５までに分類されます。

● 組織型

顕微鏡で観察すると、がん細胞やその組織には違いがあり、いくつかの種類に分類されます。たとえば、肺がんの組織型は、腺がん、扁平上皮がん、大細胞がん、小細胞がんの４種類に分類されます。

● 悪性度（グレード）

わかりやすくいうと「がんの顔つき」または「たちの悪さ」を表します。「未分化」、「低分化」と呼ばれるタイプは「高分化」タイプよりも、がん細胞の成長や増殖のスピードが速いことがわかっています。がん細胞の分化度（正常細胞と比べて細胞の形がどの程度不揃いか）を調べることで悪性度（グレード）が決まり、その数字が

大きくなるほど悪性度が高くなります。

● 病期（ステージ）

がんの広がりや進行の程度を表す基準です。がんの大きさや、周囲のリンパ節、離れた臓器への転移の有無などによって決まり、多くのがんの病期分類で活用されているのが「TNM分類」です。Tはがんが組織にどれだけ広がっているか、Nはリンパ節への転移があるか、Mは他臓器に転移しているかどうか、を指します。この分類法によりステージ0からステージ4の5段階に分類され、数字が大きくなるほど、がんが進行した状態となります。

ステージ0	がんが上皮内にとどまっている（上皮内がん）
ステージ1	がんがまだ臓器の壁深くに進展していない。転移もない
ステージ2	がんが臓器の壁深くに進行しているが、臓器の壁は超えていない。転移もない
ステージ3	・がんが臓器の壁深くに進行しており、臓器の壁は超えていないがリンパ節に転移がある ・がんが臓器の壁を超えているが、転移がない
ステージ4	がんの臓器の深達度とは無関係に、ほかの臓器に転移がある

● 生存率

診断や治療開始から一定期間が経過して生存している人の割合を示した数字です。一般的には「5年生存率」がよく使われますが、自分に必ずしもあてはまるとは限らないため、目安にすることが大事だといわれています。

● 予後・余命

予後とは、がんの病状や治療などが今後どのような経過をたどるのかという見通しや見込みのことです。余命とは、ある時点でその後どのくらい生きられるのかを医師が予測した期間のことで、不確かなことが多いです。

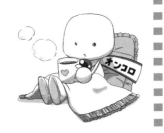

医師はがん治療のパートナー

「がんの疑いがある」といわれて検査をした、いよいよ検査結果を聞きにいく。がんと診断されるかもしれない。もしくはがんと診断され、治療方針の説明を受けることになっている。そんなとき、患者さんは不安でいっぱいで、主治医に対しても信頼できるのか、何か聞いたら怒られたりしないか、心配だと思います。がんと診断する医師の立場から、患者さんに伝えたいことを聞いてきました。

お話ししてくださった医師
近畿大学病院　腫瘍内科部門　中川　和彦先生

確定診断には、信頼できる人のつきそいがあると安心

　がんの確定診断は、検査結果を踏まえ、がんの種類や状態を患者さんにお伝えし、今後の治療方針を相談する場です。

　確定診断を行う医師としては、「**患者さんが知りたいことを必要なだけ**」お伝えするように心がけています。たとえば、できる限りたくさんの情報を知りたいという方には、その段階でわかっていることをなるべくすべてお伝えするように心がけます。強いショックを受けていらっしゃる場合には、最低限、知っておいていただきたいことをお伝えするようにして、患者さんやご家族のお気持ちを少しでも受け止めるために時間を使うことになるでしょう。その場合は、気分が落ち着いて、もっと知りたい気持ちが出てきたら、次回の診察時にしっかり聞いていただければ大丈夫です。

　確定診断時に詳細に説明を受けたい、知っておきたい場合は、ご家族など、信頼できる方と一緒にお越しになるのもよい方法です。がんと診断されたときのことは「頭が真っ白になってよく覚えてい

ない」とおっしゃる方が多いのですが、それも無理のないことで、がんの確定診断は非常にショックが大きいものです。ですから自分は大丈夫と思っていても、ショックで聞きたいことを十分に聞けないこともあり得ます。それを防ぐためには、事前に医師に聞きたいことをメモなどにまとめておき、つきそいの人からも聞いてもらうようにしたほうがいいでしょう。

インターネットの情報検索はデメリットも

患者さんは「はっきりしないこと」が何より不安です。「がんの疑い」といわれて検査をして、確定診断まで2週間から1カ月かかります。その間が不安なのですね。人間は先が見通せないと不安になりますから、当然のことです。

ですから、医師によっては、確定診断の前にある程度の予想、見立てをお伝えする医師もいます。それは患者さんの不安を少しでも解消して差し上げたいとの思いからの行為です。

しかし、「がんだとすれば、おそらく初期の○○がんの可能性が高いでしょう」と予想を伝えたところで、患者さんは安心はできません。今度は「やっぱりがんなのか」と心が揺れ動き、インターネットでいろいろな情報をお調べになる方が多いですね。でも、**インターネットに流れている情報は、あくまで個人の体験で、あなたのがんについて書かれているわけではありません。**ですから、非常に難しいことではありますが、「がんの疑いがある」「おそらくがんである」と告げられたとしても、あまり考えすぎず、インターネットで検索しすぎないで、知りたいことや不安があれば、病院で主治医や看護師、がん相談支援センターの相談員さんなどに聞いてもらうのがベストです。

ちなみに「検査から確定診断まで2週間も空くのですが大丈夫ですか」「確定診断から治療開始まで2カ月もかかったのですが大丈夫ですか」と質問されることがありますが、結論から申し上げると、

大丈夫です。正確には、「大丈夫な状態だったから、そういうスケジュールになった」ということですが、がんは、発見されるほどの大きさになるまで一般に5年以上の時間がかかるといわれています。5年かけて発見できる大きさになったものが、発見から1、2カ月で手遅れの状態になるケースは稀です。もし、急いで手術をしなければならない状態で発見されたなら、緊急手術ということもありうるでしょうが、通常はほぼありません。医師が治療開始は1カ月後といったなら、それは1カ月でどうこうなるがんではないということです。つまり、**いますぐ手術をしようと、1カ月後に手術をしようと、この1カ月で何かが変わるということではないのです。**

最初の治療がいちばん大事

　確定診断でがんと診断された場合、その次の診察で治療方針を決めることが多いです。近年はシェアード・ディシジョン・メイキングということもいわれていますし、チーム医療も浸透していて、多くの病院でがんはチームで治療にあたり、患者さんの意思を尊重するという流れになっています。

　それはとてもいいことなのですが、「患者さんに決定権がゆだねられている」ということは、患者さんにとってはプレッシャーです。

　いろいろ調べて標準治療に疑問を抱いた状態でお越しになる患者さんも少なからずいらっしゃいます。私としては、こりかたまらず、主治医の話をよく聞いて吟味してほしいということをお伝えします。

　最初の治療がいちばん大事です。「あのとき手術をしていればよかった」ということは防がなければなりません。そのためには目の前の主治医とよく話し合うことです。遠慮せず、疑問や不安はすべて聞きます。理解せずに「まあいいや」ということはしてはいけませんし、主治医のいうことを聞かずに、インターネットなどの情報だけを信じるのもよくありません。**「最初の治療で悔いを残さない」**ことを目標にして、じっくり相談してください。その中で主治医の

先生にどうしても不安がある場合は、セカンドオピニオンも積極的に受けましょう。初回の治療は納得いく形で決めるべきです。

　また、本書では最新の治療を受ける方法として、治験について説明しています。治験とは承認前の治療法を受けられる機会ですが、多くの方は標準治療が終了してから、治験に目を向けられます。しかし、治験によっては治療の初期の段階の患者さんを対象にしたものもあります。治療の初期段階で主治医から治験をすすめてくることは珍しいので、ご自身から「よい治療法があるのなら、治験なども受けたいのですが」と相談されておくといいですね。

　がんは情報が多く、それだけに迷いも生じやすいと思います。ですから、医療者側も情報を正確に過不足なくお伝えするよう配慮しています。主治医への遠慮は無用です。なんでも聞いて、納得して治療を進めてください。

プロフィール

中川 和彦（なかがわ・かずひこ）

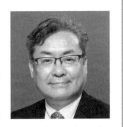

1983年熊本大学医学部卒業。熊本大学、国立がんセンター、NCI、Medicine Branchを経て、1997年近畿大学医学部入局、2007年より同内科学腫瘍内科部門教授。肺がん、化学療法などを専門分野とし、数多くの臨床試験を手掛ける。NPO法人西日本がん研究機構（WJOG）理事長、NPO法人近畿がん診療推進ネットワーク理事長、日本臨床腫瘍学会理事、日本肺癌学会理事。

（本コラム以外の文責はがん情報サイト「オンコロ」にあります）

Q6 確定診断された病院から転院して、別の病院で治療を受けることはできますか？

A6 治療はやり直しがききません。
納得のいく病院で治療にのぞみましょう。

　健康診断でがんの疑いがあるといわれた、自分でがんではないかと近所の病院に行き、大きな病院での検査をすすめられた、など人によってがんが見つかる状況はさまざま。健康診断→近所の総合病院に行った、というケースなどは、最初からがん専門の病院にかかれないこともあります。

　もしくはすでにがん専門病院で病理検査を受けたけれど、その病院の雰囲気が自分には合わないと感じることもあるでしょう。

　そのように**治療がはじまる前後**には、「どの病院に行けばいいのか」「この病院でいいのか」と迷うことは多いものです。

　しかし、患者の立場から「病院を変わりたい」というのは勇気がいることです。特に病理検査が済むと、「このまま治療が開始される」という雰囲気を感じることもあるでしょう。「病院を変わるというと失礼かもしれない」と心配かもしれません。

　ですが、結論からいえば、**がんと診断された病院や病理検査をした病院で治療をしなくてもかまいません。**「この病院でいいのだろうか」「ほかの病院にかかりたい」と考えている場合は医師に正直に話し、自分の病状に合った病院や専門医に関する情報やアドバイス、あるいはかかりたいと考えている病院についての評価や意見などを求めてみましょう。自分の身体のためです。**失礼だと思い悩む必要はありませんし、病院からすればよくあることです。**

　患者さん本人が聞きづらい場合は、ご家族や友人などが代わりに相談するのもよいでしょう。

病院選びのポイント1　がん診療連携拠点病院かどうか

　いま、自分が通っている病院でがんの検査・治療が受けられるか心配な場合は、「がん診療連携拠点病院」であるかどうかを確認するのがよいでしょう。一般的にはその病院のホームページに書かれています。

　がん診療連携拠点病院とは、がん診療において専門性の高い医療スタッフや高度な医療設備を整えている施設として国から指定されている病院のことです。全国のどこに住んでいても質の高いがん診療が受けられることを目的に、都道府県ごとに整備されています。

　がん診療連携拠点病院はその基準に則り認定されており、2021年度の指令された病院数は以下になります。

- ・都道府県がん診療連携拠点病院：51病院
- ・地域がん診療連携拠点病院（高度型・特例型を含む）：348病院
- ・特定領域がん診療連携拠点病院：1病院
- ・国立がん研究センター：2病院
- ・地域がん診療病院：45病院

🌐 がん診療連携拠点病院等の一覧表（令和2年4月1日現在）（厚生労働省）
https://www.mhlw.go.jp/content/000616849.pdf

　ただし、がん診療を専門とするがん診療連携拠点病院でも、がんの種類によって得意・不得意があり、診療実績に差があります。ですから一概に「がん診療連携拠点病院」だからOK、「がん診療連携拠点病院」ではないからダメ、とはいえないところに病院選びの難しさがあります。

　「がん診療連携拠点病院」と認定されていなくても、医師の説明をよく聞き、提案された治療方針が標準治療（現時点で有効性や安全性が最も高いと科学的に証明されている治療法）と合致し、納得できるようなら、その病院での治療を検討してもよいでしょう。標準治療は、がん種ごとに作成されている「診療ガイドライン」に記載されています。

また、病院ごとの診療実績を調べる方法としては、国立がん研究センターが運営するウエブサイト「がん情報サービス」があります。がんの種類別に、がん診療連携拠点病院の診療実績や専門医師数などを調べることができます。

🌐 がん情報サービス（国立がん研究センター）
https://ganjoho.jp/kyoten
　国立がん研究センターが運営するウエブサイトでは「病院を探す／がん診療連携拠点病院を探す」の項目から全国のがん診療連携拠点病院を選択してください。

☎ がん情報サービスサポートセンター電話案内（国立がん研究センター）
　国立がん研究センターがん情報サービス　サポートセンターでは、電話による病院案内を実施。案内料は無料、通話料は発信者負担。
■電話番号／0570-02-3410（ナビダイヤル）、03-6706-7797
■受付時間／平日10：00〜15：00（土日・祝日・年末年始を除く）

病院選びのポイント2　通いやすさ

　病院を選ぶ際には通いやすさも考慮したほうが賢明です。がんの治療は「手術を受けたら終わり」ではありません。手術に引き続き、薬物療法（抗がん剤）や放射線療法が行われることもあります。いずれも外来での治療が主流となっており、頻繁に通院しなければなりません。また、**最初の治療から最低5年は経過観察のために定期的に診察・検査を受ける必要も出てきます。**通いやすさは病院選びの重要なポイントの1つなのです。

病院選びのポイント3　セカンドオピニオンを受ける

　診断された病院で治療を受けてもよいと考えているけれど、ほかの病院の治療も気になる場合は「セカンドオピニオン」を利用する方法があります。セカンドオピニオンとは主治医以外の第三者の医師の意見を聞

き、治療方針を決定する際の参考にするもので、患者さん本人だけでなく、ご家族などでも受けることができます。セカンドオピニオンと主治医の治療方針に対する意見が同じであれば安心して診断された病院で治療を受けられます。

　また、主治医とセカンドオピニオンの意見が異なる場合もあります。そのときは、主治医にセカンドオピニオンの意見を伝えたうえで、提案された治療法が自分に合っている理由や根拠についてもう一度、丁寧な説明を求めてみましょう。

　治療はやり直すことができないので、自分が納得のいく病院で受けることが大切です。病院選びに困ったときは「国立がん研究センターがん情報サービスサポートセンター」もしくはお住まいの地域のがん診療連携拠点病院に併設されている「がん相談支援センター」に相談するとよいでしょう。「がん相談支援センター」は、全国のがん診療連携拠点病院などに設置されている相談窓口です。相談員が常駐していて、がんに関することなら治療のこと以外にもお金や生活に関することまで、幅広く相談できます。患者さん本人だけでなく、ご家族なども相談が可能で、その病院にかかっていなくても相談できます。

病院の選び方

☐ **がん診療連携拠点病院もしくは診療実績がある**
　🌐 **がん診療連携拠点病院を調べる**
　https://www.mhlw.go.jp/content/000616849.pdf
　🌐 **診療実績を調べる**
　https://ganjoho.jp/kyoten

☐ **通いやすいかどうか**

☐ **セカンドオピニオンを受ける**

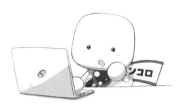

Q7 「がん」と診断されて不安でたまりません

A7 「不安」は治療の敵、長く続くときは我慢せずにケアを受けましょう。

　がん患者さんの手記などを読むと告知を受けたときの心の衝撃は大きく、そのときの心理状態を「頭の中が真っ白になった」と表現する人は少なくありません。また、「何も考えられなくなった」という人も多くみられます。あなたも「これからどうしよう」と不安でたまらず、何も考えられないかもしれません。

　しかし、過剰な心配はいりません。実は、「**このような状態になるのは、医学的には心の自然な反応の１つ**」だと考えられており、時間の経過とともに以下のように変化していくことが知られています。

＜悪い知らせを受けたときの心の反応の変化＞

▶第１期：衝撃の時期
告知などの「悪い知らせ」を伝えられたとき、人間の心は最初に強い衝撃を受け、何も考えられない状態になる。

▶第２期：抑うつの時期
捉えどころのない不安に襲われ、ひどく落ち込んだり、疎外感や孤独感を強く感じたりする。また、眠れない、食べられない、物事に集中できないといった身体症状を伴い、日常生活に支障をきたすこともよくある。

▶第３期：適応の時期
一般的に悪い知らせを伝えられてから２週間を過ぎると、つらい現実を受け入れて立ち直ろうとする時期に入る。

　しかし、適応の時期になっても現実を受け入れることができず、うつ病や適応障害になってしまうことがあります。心のつらさだけでなく、眠れなかったり食べられなかったりする状態が続くときは、うつ病のサインかもしれません。症状がひどくならないうちに対処したほうがよいため、まずは主治医に相談し、必要に応じて精神腫瘍医（がん患者とその家族の心のケアを専門とする精神科医・心療内科医）や臨床心理士など心の専門家につないでもらい、専門的なサポートを受けましょう。

　一方、ご家族も患者さんと同様に苦しい思いをすることから、近年ではご家族を「第2の患者」と呼ぶことがあります。ご家族が自分の生活を犠牲にするような看病を続けると共倒れになってしまうこともあります。ときには看病から離れて自分の時間を持ち、心身ともにリラックスすることが大切です。

プロに聞きました

がんになること＝人生の想定が根底から揺らぐ

がんと診断されるのは、とてもショックなことです。たとえば、それまでは大きな病気をしたことがなくて、これから10年20年とあたりまえのように人生が続くと思っていたとしたら、告げられた病状によってはその想定が根底から揺らぎ、心は大きな衝撃を受けます。しかし、人によっては感情に蓋をして平気なフリをします。もしくは身近な人ががんと診断されて、つらそうだけどかける言葉さえわからない……と途方にくれる人もいるかもしれません。がんであることの受け止め方、受け入れ方について聞いてきました。

お話ししてくださった医師
がん研究会有明病院　腫瘍精神科　清水　研先生

「がん」と聞くだけで衝撃を受けるのは当然のこと

がんと診断されて、ショックを受けない人はまずいないでしょう。それまでは、多少の持病があったとしてもおおむね健康で、「健康な自分」という自己像を持っていた方が、「がんの自分」という自己像を新たに受け入れなければならないし、病状によっては予期せぬ人生の終焉が頭をよぎることがある。これは大変なことです。

　私はこれまでに多くのがん患者さんの心のケアを担当してきましたが、「がんと診断された直後は現実感がなかった」「頭が真っ白になって、そのときのことはよく覚えていない」とおっしゃる方が多いのです。そして一晩くらい経ってから実感がわき、ショックを受けるケースや、「なぜ自分ががんに」という怒りや悲しみ、健康な自分が失われたという喪失感を覚えるケースが目立ちます。このとき、**感情に蓋をして「自分は大丈夫」と振舞うのではなく、できれば、そのつらさ、悲しみ、怒り、喪失感を誰かに話せるといいです**ね。つらさや悲しみを認めることは自分に負けることではありません。あまり知られていないことかもしれませんが、悲しみや怒りなどの負の感情は、人が大切なものを失ったと感じたときに心の回復の助けになるのです。自分が精神的に参っていることを認めること、そして、もしできるのであれば誰かに語ることが、心の回復、心の健康への第一歩になります。

周囲が最初にしたほうがよいのは、　ご本人の気持ちを理解しようとすること

　また、ご家族や友人など、身近な人が精神的につらい状況に置かれることもあります。特に家族は「第2の患者」とも呼ばれるのですが、家族がつらい理由は①「大切な人が苦しんでいる」ことが受け止められない　②患者さん本人の気持ちを悪いほうに想像してしまってつらくなる　③「患者さんががんばっているのだから、自分ももっと頑張らないと」と思う。この3つが多いようです。ご家族が頑張りすぎているなと思うときは、「がん治療は長丁場になるこ

ともあります。ご本人を支えるためにもご自身のケアを大切にしてください」とお伝えすることがあります。

　ご家族が、「あっちの病院のほうがいいのじゃないか」「この健康食品を食べたほうがいいのじゃないか」「ちゃんと夜は休まなきゃ」などといろんなことを患者さん本人にすすめたくなることもあります。しかし、「ああしたほうがいい」「こうしたほうがいい」という前に、ご本人がいま、どういう気持ちでいるかを理解しようとすることが大切です。そして、時に「そっとしておく」ことも患者さんにとってはありがたい気遣いになることがあります。ご本人にはご本人のペースがあり、多くの方はがんである衝撃を受け止め、なんとか立ち直り、やっていきます。ですから、ご家族や親しい人は患者さんの気持ちを理解しようとすること、寄り添おうとすることが大切なのです。

　友人や同僚なども同じことで、患者さんは「いままで通り接してほしい」と思っていることも多いのです。いままで通り接しながら、「私はあなたを気にかけています、何か手伝えることがあればいってね」というメッセージを、さりげなく伝えるのは大切なことです。

困ったときはがん相談支援センターか
腫瘍精神／精神腫瘍科に相談を

　患者さんは自力で立ち上がる、周囲の人は黙って支える、それができればいいのですが、うつ状態などになって難しいこともあります。心の負担を感じたら、とにかく声を上げて、誰かに救いを求めることができるのは弱いことではない、むしろその人の強さだと思います。心のケアをする診察科がある病院なら、主治医や担当の看護師さんに訴えれば、専門医につないでもらえると思います。

　どこに相談していいか迷った場合は、全国のがん診療連携拠点病院などに設置されているがん相談支援センターがいいでしょう。いつも行っている病院にがん相談支援センターがなければ、近くの病

院のがん相談支援センターに相談しましょう。がん相談支援センターは、腫瘍精神科、もしくは精神腫瘍科、がん哲学外来など、その地域で心のサポートを受けられる場所を紹介してくれると思います。

　もし、私の勤めるがん研有明病院の腫瘍精神科にお越しの場合は、お話をしっかりうかがうとともに、ご本人の希望に応じて薬もお出ししています。また、**ご自分でできることとしては「日記（週間活動記録表）をつける」**ことをおすすめしています。これは認知行動療法というカウンセリング法の１つです。

　がんへの不安や恐怖、いらだち、そういった感情を完璧にコントロールするのは難しいことです。しかし、日記をつけ、活動記録を毎日残すと、「この検査のあとは不安になる」ですとか「こういう症状が出ると怖くなる」という傾向がわかってきます。傾向がわかれば、不安につながる行動を減らすことによって緊張感を和らげることもできますし、「いつもこの検査のあと不安になるんだよな。またしばらくすれば落ち着くと思うからこの期間はしょうがないな」と思えるようになります。

　がんへの不安はなかなか自分では消せません。でも、その不安をなるべく減らせるように、医療体制も整ってきています。ひとりで抱え込まずに、不安な気持ちを医療者や身近な人に共有しましょう。

- -

プロフィール

清水 研（しみず・けん）

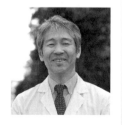

がん研究会有明病院 腫瘍精神科 部長。1971年生まれ。金沢大学卒業後、都立荏原病院での内科研修、国立精神・神経センター武蔵病院、都立豊島病院での一般精神科研修を経て、2003年、国立がんセンター（現：国立がん研究センター）東病院精神腫瘍科レジデント。以降一貫してがん患者およびその家族の診療を担当している。国立がんセンター（現：国立がん研究センター）中央病院精神腫瘍科勤務を経て、

現在はがん研究会有明病院 腫瘍精神科 部長。日本総合病院精神医学会専門医・指導医。日本精神神経学会専門医・指導医。著書に『がんで不安なあなたに読んでほしい。自分らしく生きるためのQ&A』（ビジネス社）。

（本コラム以外の文責はがん情報サイト「オンコロ」にあります）

Column　患者さんを支える家族も「第2の患者」
──自分の時間を持つことも大切です

　がんの告知後、ご家族の心にも患者さんと同じような〈衝撃→抑うつ→適応〉の反応が起こります。しかし、ご家族は患者さんを支え、自分たちの生活を守るためにも、いつまでも落ち込んだり悲しんだりしているわけにはいかないと自分を鼓舞します。そして現実的な問題に対処するうちに、抑え込んだ心の負担が大きなストレスとなって、患者さんのご家族の心を苦しめるといわれています。

　さらに治療が進むと、つらい治療に耐えかねる患者さんの姿を見て「自分は何もしてあげられない」という無力感にも苛まれやすくなります。患者さんがつらいときに以前と同じような日常生活を楽しむことに罪悪感を抱き、趣味や娯楽を一切断ってしまうなど、自分で自分の心を追い詰めていくのも、ご家族の行動としては珍しいことではありません。

　このように家族も患者さんと同様に苦しい思いをすることから、近年では「第2の患者」として家族を位置づけ、心の専門家によるサポートも少しずつ行われるようになってきました。もし、患者さんのがんサポートをするうちに心の負担が大きくなっていると感じたら、患者さんの主治医にメンタルケアの専門家を紹介してもらう、がん相談支援センターに問い合わせて、ご家族のメンタルケアを行う病院を紹介してもらう、などの方法がとれます。

　メンタル面のケア機関はあるものの、大前提として、ご家族がご自身の生活を犠牲にするような看病を続けると、患者さんと共倒れになる危険性は極めて高くなります。それを防ぐには、ときには看病から離れて自分の時間を持ち、心身ともにリラックスすることも大切です。

Column | 子どものがん　高齢者のがん

　がんというと、40～50代くらいの人がなるもの、というイメージがあるかもしれません。実際に、国立がん研究センターの統計でも、がんの罹患率は０歳から30代までは０地点でほぼ横ばいですが、40代から徐々に増えはじめ、50～80代にかけて増加します。

　高齢者のがんは高齢化社会の中で大きな課題になっており、一方で少数とはいえ15歳以下の小児がんの患者もいます。ここでは世代別のがんの特徴について説明します。

年齢階級別罹患率
[全部位2017年]

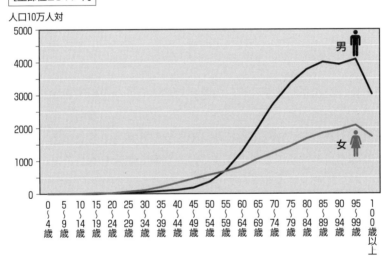

資料・国立がん研究センターがん対策情報センター

● 小児がん＝15歳以下の子どものがん。「小児がん拠点病院」で治療を
　「小児がん」は15歳以下の子どもに発症する悪性腫瘍です。国立がん研究センター小児がん情報サービスによると、年間に小児がんを発症する子どもは全国で約2000人（2018年統計）という希少ながんで、発症部位はさまざまです。

治療中は身体的苦痛に加え、就学、復学、進学など学校の問題、親や兄弟との関係など社会的・心理的苦痛も起こるため、医療スタッフの緊密な連携体制や児童心理などの専門家によるサポート体制が欠かせません。さらに、成長期に強力な治療を行うことによる生殖能力への影響などの晩期合併症（晩期障害）への対応がきわめて重要です。加えて、治癒後の**AYA世代**（16～30代前後の思春期・若年成人／Adolescent and Young Adult）特有の悩みに関する支援（体調管理、就職、恋愛、結婚など）も重要です。

子どもにがんの疑いがあるときは全国に15カ所ある**「小児がん拠点病院」**を受診するのが望ましいでしょう。国立がん研究センターとともに国の小児がん中央機関に指定されている国立成育医療研究センターのウエブサイトでは、全国の小児がん診療施設の特徴や診療体制、診療実績のほか、院内学級の有無、保育士や臨床心理士、ソーシャルワーカーといった専門職の配置状況についても情報を公開しています。

また、小児がん拠点病院に設置されている「がん相談支援センター」もご家族にとって、心強いサポートを得られる場所です。その病院にかかっていなくてもどなたでも無料で利用できるうえ、電話による相談も可能です。ご家族だけで不安や悩みを抱え込まず、いろいろなサポートを利用して、子どものがんを乗り切りましょう。

●小児がん診療施設の診療体制や診療実績を調べる

小児がんの診療体制や診療実績は以下のウエブサイトなどで調べることができます。

🌐 全国の小児がん診療施設の情報（国立成育医療研究センター）
https://www.ncchd.go.jp/center/activity/cancer_center/cancer_hospitallist/
国立成育医療研究センターのウエブサイトでは、小児がん診療施設の特徴や診療体制、診療実績、院内学級の有無、保育士や臨床心理

士、ソーシャルワーカーなどの専門職の配置状況についても情報を公開。

● 小児がん相談支援センターの所在を調べる

　小児がん相談支援センターは以下のウエブサイトで調べることができます。

🌐 がん情報サービス（国立がん研究センター）

https://ganjoho.jp/
国立がん研究センターが運営するウエブサイトでは「病院を探す／小児がん拠点病院を探す」の項目から小児がん拠点病院が探せる。小児がん相談支援センターはそれらの病院に併設されている。

☎ AYA世代・小児がん電話相談（国立がん研究センター東病院）

国立がん研究センター東病院では、診断や治療、臨床試験や治験、療養環境などの相談に小児がん専門医が電話で応じる。相談料は無料、通話料は発信者負担。
■電話番号／04-7130-0191
■受付時間／平日10：00〜16：00

☎ 公益財団法人 がんの子どもを守る会 電話相談

患者支援団体のがんの子どもを守る会では、病気に関することをはじめ、経済的な問題、教育や保育に関する問題、医療者とのコミュニケーションなど、家族が抱えるさまざまな悩みに対して医師や医療ソーシャルワーカーが電話で相談に応じる。相談料は無料、通話料は発信者負担。面談可。
■電話番号／03-5825-6312（本部）、06-6263-2666（大阪）
■受付時間／平日10：00〜17：00

●新規がん患者の7割を占める高齢者。がん以外の病気を抱える場合も

　「地域がん登録」制度によると、**2011年にがんにかかった人の うち、約7割は65歳以上の高齢者である**と推計されています。人口の急激な高齢化に伴い、この傾向は年を追うごとに高まっており、高齢のがん患者さんは増えています。

　米国・NCCN（National Comprehensive Cancer Network）の「高齢者のがん治療ガイドライン」では、全身状態が良好である（普段通り生活ができる）高齢者は若い患者と同様の治療効果が期待できるため、**高齢という理由だけで治療の対象外にすべきではないとの見解を出しています**。一方で、高齢になればなるほど生活習慣病を中心に複数の病気を抱えていることが多く、それはがん患者さんも例外ではありません。このような場合、肝臓や腎臓などの臓器の機能がすでに低下していることもあり、がん治療によって合併症が発生しやすい、副作用が起こりやすいこともわかっています。

　こうしたことから、複数の病気を抱えている高齢者は、がんの専門医が揃っていて、がん以外の病気にも対応が可能な**大学病院や総合病院を選んだほうがよいといわれています**。ただ、病期や身体状態によっては、ご家族が通いやすい病院や在宅医療に取り組む診療所で治療やケアを受けたほうがよいこともあります。

　受診先に迷うときは、がん診療連携拠点病院に設置されている「相談支援センター」に相談してみましょう。電話による相談も可能で、その病院にかかっていなくてもどなたでも無料で利用できます。

第2章

がんの治療を
どう選んで決めていく？

三大療法とセカンドオピニオン、
シェアード・ディシジョン・メイキング、
治療にまつわるお金の不安や疑問

本章ではがん治療の標準治療の基本とポイントを解説します。また、近年、医療者と患者さんが相談して治療を選択する「シェアード・ディシジョン・メイキング」の考え方が広まってきています。治療の基本と医療現場の最近の潮流を正しく理解しておくことで、最適な治療法が選べます。

Q8 がんの治療って、何をするの？

A8 手術・放射線・抗がん剤（薬物）のがん三大療法から最適な治療を受けることになります。

　がん治療をはじめるにあたり、がんの大きさや、性質、広がりを把握するためのさまざまな検査が行われます。その検査結果をもとに、治療方針を主治医とともに決定していきます。

　治療方針を決める際によく使われる言葉が「**標準治療**」です。

　これは「標準的な治療」という意味ではなく、**多くの研究によって最善であると判断された科学的根拠のある治療**のことをいい、欧米では「ゴールデン・スタンダード」と呼ばれます。

　医療においては「最先端」が最も優れているとは限りません。最先端の治療は、その効果や副作用は未知数だからです。

　最先端の治療が臨床試験で評価され、現在の標準治療より優れていると証明されれば、その治療が新たな「標準治療」となりますが、がん治療においては、いまのところ**手術治療、抗がん剤治療、放射線治療**が「**標準治療**」であり、**三大療法**と呼ばれています。

　標準治療は、1つだけを行う場合もあれば、2つ以上の治療法を組み合わせて行うこともあります。また、がんの種類や進行度、はじめての治療か2回目以降の治療かでも、治療の選択肢が変わってきます。

　複数の治療法を提示されたときは、それぞれの治療法について、メリットとデメリットを書き出してみると、問題点を整理できます。

　がんは治療が終われば終了、ではなく、その後も定期的な通院などが必要になります。治療の予定や、治療後の療養生活、定期的な通院など

まで視野に入れた上で、情報を集め、ご家族などと相談をし、自身にとって最適な治療法を選びましょう。

　もし、治療方針について、別の医師の意見を聞きたい、ほかの治療法を探してみたいという場合はセカンドオピニオンを参考にしてください。

がんの三大療法　手術

　手術はメスなどを使って、がんの組織を直接切り取る方法です。

　通常は、がんの部分に加えて、がん細胞が移っている（転移）可能性のある、周囲の正常な組織も含めて切除します。

　たとえば、胃がんの場合、がんの部分のみを切り取るのではなく、ある一定の範囲の胃と、その周りの転移している可能性のあるリンパ節も一緒に取る手術が行われることがあります。

　手術のメリットは、完全にがんを取り切ることができれば、根治の可能性が高いということが挙げられます。早期の胃がんの場合、転移がなければ手術療法でほぼ治すことができますし、それ以外にも前立腺がんや早期の乳がんや大腸がんなどは、手術療法でほぼ根治ができるようになっています。

　しかしその一方で、手術は、身体にメスを入れるために、**傷や体力の回復に時間がかかること、切除する部位や臓器によっては、その機能が失われること**もあります。最近では、**低侵襲手術**と呼ばれる、体への負担が少なく、入院期間も短くできる手術が次々と開発されています。具体的には、胃カメラなどの内視鏡を用いたものや、胸腔鏡や腹腔鏡といったカメラを使う手術があります。

　近年は、入院診療の効率化が図られていることから、入院期間は短期間化の傾向があります。合併症などの不安がなく、回復が順調であれば、退院してから外来通院で経過を診るという病院も増えています。

がんの三大療法　放射線治療

　放射線治療とは、放射線が持つ細胞にダメージを与える（DNAの分

裂を障害する）特性をがん細胞に応用し、がんを縮小・抑制する治療です。手術療法、薬物療法と並んで「集学的治療（あらゆる治療を集約させて行うこと）」の重要な柱となっています。

　放射線は医療において検査やがん治療に用いられています。検査では、X線検査がよく知られています。CT検査も同様に全身にX線をあてて画像処理することにより、体内の臓器の状態を調べることができます。がん治療では、がんの生じた部位、病巣の状態、範囲、治療目標などにより用いる放射線が異なります。

　がんは、正常細胞がなんらかの要因で遺伝子が変異してしまうことで、自由に増殖や転移能力を持った状態のことを指します。また、正常細胞と比べて増殖力が高く修復力が低いという特性があります。こうした特性を利用して、がん細胞へ効率よく放射線を照射することにより遺伝子（DNA）を障害し、がん細胞を破壊することにより効果を発揮します。

　一般的に放射線治療は以下のがん種で多く実施され、手術の代わりに行われることもあります。

・乳がん	・前立腺がん	・悪性リンパ腫
・食道がん	・肺がん	・子宮頸がん
・頭頸部がん	・肝臓がん	・脳腫瘍　　　・膵がん

　放射線治療は「①がん細胞のみを狙う」「②侵襲が少ない」ことから**機能と形態を温存する**ことができます。また、仕事や家族の状況に合わせて、外来通院で治療できる点も放射線治療の特徴の1つです。

【外部照射】

　身体の外から放射線を照射し、がん細胞へ到達させます。効率よく照射できるように、照射の位置、方向、放射線量を検査により検討し、適切な位置に照射していきます。照射中（治療中）に痛みはありません。近年では、3D画像でより正確かつ迅速に照射することが可能になるなど、

治療の所要時間が大幅に減少し、身体への負担も減ってきています。

【小線源療法】

　身体の中に器具を挿入して、身体の中から対象に集中して照射を行う腔内照射法や、身体の中にカプセルなどを直接埋め込み、周辺のがん細胞を死滅させる組織内照射法があります。前立腺がんなどに用いられます。

【内用療法】

　放射性同位元素を組み込んだ薬剤を、経口もしくは血管内に投与する照射方法です。こちらも前立腺がんなどに用いられます。

【副作用について】

　放射線療法は照射部位によって副作用があらわれる場合があります。主な副作用は、照射部位によって異なりますが、**呼吸器系、消化器系、泌尿器系および生殖器系の障害、疲労、悪心（気持ちが悪くなる）、皮膚炎および脱毛**などがあります。副作用の多くは一時的なものですが、照射から時間がたってから副作用があらわれることもあります。副作用があらわれたらすぐに担当医に相談しましょう。

【治療期間について】

　放射線治療の多くは、抗がん剤による治療や手術療法と組み合わせて行います。すべての治療が滞りなくできるように、効果と副作用のバランスを考えてスケジュールを組みます。放射線治療については、放射線腫瘍医が病状や治療目的を考慮して治療計画を決めます。

がんの三大療法　抗がん剤（薬物療法）

　薬物療法は、主に細胞の増殖を防ぐ抗がん剤やホルモン剤、免疫療法剤などを使う治療法です。全身的な効果が期待でき、広い範囲の治療や転移の可能性があるがんで用いられます。薬物療法に使用される薬剤を

抗がん剤といい、がん細胞が増えるのを抑えたり、がん細胞が大きくなるスピードを遅らせる、また転移や再発を防いだり、小さながん細胞で転移しているかもしれないところを治療するためなどに使われています。

手術治療や放射線治療が、がん細胞に対しての局所的な治療であるのに対して、**薬物療法は、投与後、血液中に入って全身をめぐるために、より広い範囲、全身的な効果が期待できます**。そのため、転移のあるときや、転移を予防するために用いられたり、また血液やリンパのがんのように広い範囲に治療をする必要があるときに行われます。

抗がん剤は、現在約130種類近くあり、注射をして投与するものと飲み薬などがあります。筋肉注射や胸腔内、腹腔内、各種臓器やがんそのものへ直接投与する場合もあります。投与期間や作用機序もさまざまで、単独の薬剤を使って治療するだけでなく、数種類を組み合わせて治療することもあります。

抗がん剤は、作用の仕方などによっていくつかの種類に分類されます。化学物質によってがんの増殖を抑え、がん細胞を破壊する治療を「**化学療法**」。がん細胞だけが持つ特徴を分子レベルでとらえ、それを標的にした「**分子標的薬**」。がん細胞の増殖にかかわる体内のホルモンを調節して、がん細胞が増えるのを抑える薬剤を用いた治療を「**ホルモン療法（内分泌療法）**」といいます。また、近年、免疫チェックポイント阻害剤といった免疫の力を利用した「**がん免疫療法**」も使用されます。

薬物療法は、がんの種類や、広がり、ステージ、ほかに行う治療や、患者さんの病状などを考慮して検討されます。治療を行う日と、行わない日を組み合わせた1〜6週間程度の周期を設定して治療をします。この周期となる期間を「1クール」「1コース」などの単位で数え、一連の治療として、複数回繰り返して行われるのが一般的です。1コース目だけ入院して、2コース目以降は外来で薬物療法を行ったり、はじめから入院しないで外来で行うことも多いです。また、複数の薬剤は複数組み合わせて行うことも多く、さらに副作用をあらかじめ軽減する薬剤を組み合わせて使用しますが、この組み合わせのことをレジメンと呼びます。

それぞれの薬物療法の特徴

・化学療法

　化学療法は、細胞分裂のメカニズムに作用することから、無尽蔵に細胞増殖を繰り返すがん細胞に効力を発揮します。その一方で、正常な細胞の中でも細胞分裂が活発な胃腸粘膜や毛根などにも作用するため、脱毛や吐き気などの副作用が伴うことから怖いというイメージを持つ方もいるのではないでしょうか。それでも、がんを縮小することにはたけていますし、後述するように副作用を抑える薬剤も多く開発されていることから、副作用を大幅に軽減できる時代になりました。

・分子標的薬

　分子標的薬は、がん細胞の持つ特定の分子に作用する薬剤です。そのため、それらの分子を持つがんに著しい効力を発揮します。一方、それらの分子を持たないがんには効果が乏しいため、前もって治療の効果があるがんであるかを検査することが多いです。また、がん特有の分子を攻撃するため化学療法よりも副作用が少ないといわれていますが、これらの分子は正常な細胞も保有していることもあり、特有な副作用があらわれることがあります。なお、分子標的薬には抗体医薬と小分子化合物という2種類が存在し、前者はHER2抗体であるハーセプチンに代表される点滴製剤であり、後者はEGFRチロシンキナーゼ阻害薬であるイレッサなどが代表される内服薬となります。

　近年、抗体医薬に化学療法で使われる化合物を結合させる新しい薬剤が誕生し、抗体薬物複合体といいます。これは破壊力がある化合物を分子標的薬にのせてがん細胞を選択的に攻撃することができる点で優れています。たとえばHER2抗体であるハーセプチン（分子標的薬）にトポイソメラーゼⅠ阻害作用薬というイリノテカン（化学療法剤）を結合したエンハーツという抗体薬物複合体はHER2陽性乳がんやHER2陽性胃がんに著しい効果を発揮しています。そのほか、二重特異性T細胞誘導抗体といった1つの薬剤ががん細胞と免疫細胞と結合することにより、

がん細胞を攻撃しつつ、免疫細胞ががん細胞を攻撃する手助けをする新しい薬剤も一部のがんで使用できるようになりました。

• **ホルモン療法**（内分泌療法）

ホルモン療法は、ホルモン受容体陽性乳がんや前立腺がんのように、ホルモンががん細胞の増殖の原因になっているがんに対して行う治療法となります。主に女性ホルモンや男性ホルモンの作用を抑える内服薬となります。そのため、これらのホルモンが欠如することによって発生する更年期障害や勃起障害（男性）などの副作用があります。

• **がん免疫療法**（詳細は第4章にて記載）

最近では、**免疫チェックポイント阻害剤**という新しい薬を用いた免疫療法が保険診療として認められ、肺がんや胃がんなどで用いられるようになっています。ちなみに免疫療法とは、体の免疫を強めることによってがん細胞を排除するというものですが、免疫チェックポイント阻害剤のほかにもいろいろな免疫療法があり、有効性が認められていないものも多く存在しています。効果が明らかになっていない治療法は、保険診療として認められていないため、自由診療として行っている医療機関もありますが、自由診療で行っているこれらの免疫療法は、医師ががん治療の際に参考にする「がん診療ガイドライン」で推奨されているものはありませんので、十分に注意してください。検討する際には、医師などに相談し、信頼できる情報を集めるようにしてください。

副作用は軽減できる時代になった

薬物療法で心配になるのが副作用かもしれません。抗がん剤は、増殖するがん細胞に作用しますが、正常な細胞でも、特に口や胃腸の粘膜、毛根の細胞などは影響を受けやすいため、**貧血や吐き気、口内炎、下痢、味覚の変化や脱毛、爪の変化などの症状が副作用として**あらわれます。最近では、抗がん剤が進歩してきたことや、副作用が起こる症状を緩和

したり、副作用に対する治療が進歩してきています。副作用の起こりやすさは、薬の種類によっても異なりますし、個人差もあります。副作用が強く出た場合は、薬の量を調整したり、治療を休止、中止ということもありますが、副作用をおさえる治療を組み合わせたりしながら治療を進めていきます（詳細は3章に記載）。

プロに聞きました

がん三大療法の違いと選び方

手術・放射線・薬物（抗がん剤）ががんの標準治療、三大療法とよくいわれます。患者さんからすると、大きく分けて3つの治療法があることはわかっていても、それぞれがどんな役割なのか、自分の治療はどのように選ばれるのか、わからないことだらけかもしれません。そこで、肺がんの専門医で、外科（手術）にも分子標的治療（薬物）にも造詣が深い光冨徹哉先生に、お話をうかがいました。

お話ししてくださった医師
近畿大学病院　呼吸器外科部門　光冨 徹哉先生

19世紀末から日進月歩するがん治療

　歴史的なことをお話しすると、がん治療は19世紀末から発展し続けてきました。たとえば、1881年に最初の胃がん手術の成功例がドイツのビルロートによってなされ、1894年にはアメリカのハルステッドによって50例の乳がん手術が報告されています。胃を嚆矢（こうし）として、次々とほかの臓器の手術も行われるようになりました。20世紀の終わり頃から腹腔鏡や胸腔鏡といった内視鏡を使った傷の小さい手術、今世紀になってからはダ・ヴィンチなどのロボット手術も行われるようになりました。

次にはじまったのが放射線治療です。X線は1895年にレントゲンによって発見されました。1900年にはすでに皮膚がんの治療で使ったという記録が残っています。その後、1960年代頃までは、コバルト治療が放射線治療の代名詞となっていました。1970年代になって、線形加速器（リニアック）による治療が主体となり、現在も用いられています。さらに最近は新しい高精度の方法として、定作放射線療法、強度変調放射線治療、重粒子や陽子線といった粒子線治療も用いられます。

　がんに対する薬物治療が一番あとから発展してきました。第二次世界大戦中、1943年に毒ガスであるマスタードガスを積んでいたアメリカの輸送船がナチスに爆撃され、多くのアメリカ人兵士が犠牲になりました。その際に白血球の数が急激に減っていることが気づかれ、それがリンパ腫の治療に使えるのでは、ということから研究がはじまりました。薬物治療は歴史こそ浅いのですが、近年発展がめざましい治療法でもあって、最近は多くの分子標的薬や免疫チェックポイント阻害剤が開発されています。

局所療法の手術・放射線　全身療法の抗がん剤

　治療の際には、その患者さんのがんの種類、部位、進行度、転移のあるなしなど、複数の要素を踏まえ、最適な治療法が選ばれています。**手術と放射線は局所療法で、そこにあるがんを攻撃する治療法です。**

　発見時にがんが小さく、転移がなく、取りやすい場所にある場合は手術で取り除くのが一番確実な治療です。放射線は機能を残したまま、表面的な形の変化もなくがんが取れるので、たとえば頭頸部や脳など機能を残したい場所のがんや、形を変化させたくない部位に使いますが、腫瘍の制御能力には限界があります。その意味でも、可能であれば手術で取るのが腫瘍制御にはベストな選択といえるかもしれません。

一方、**抗がん剤などの薬物治療は全身療法です**。体中をめぐる血液のがんや、転移が広がっていて体中にがんがある場合には抗がん剤しか治療法がありませんし、見える範囲のがんは手術で取り除いたが、転移の恐れがある場合などは、抗がん剤で全身に働きかけることが必要です。ただ、現段階では血液のがんは抗がん剤で完治も見込めますが、固形がんが完治する薬物（抗がん剤）は少ないです。したがって、がん治療は「早期発見、早期治療が大切」といわれるんですね。早期発見であれば局所療法によって根治できる可能性が高くなります。

　とはいえ、「抗がん剤しか治療法が残されていない」と医師に告げられた場合も、悲観的になる必要はありません。がん治療は日進月歩、すごいスピードで進化していて、たとえば令和1年4月〜2年1月の間に30剤以上の新しい薬物が承認されています。**がんの征服も夢ではないところまで来ているので、使える抗がん剤を使いながら長生きしていれば、治療のチャンスが巡ってくることは大いにあり得ます。**

「最新だからいい」とは限らないがん治療

　患者さんは、皆さん最新の治療法に強い期待を持っていらっしゃいます。それは当然で、新治療に期待し、完治への希望を持ってくださいと申し上げたい。しかし一方で、「最新ならいい」ともいえないのががん治療です。

　新しい治療法は効果も絶大かもしれませんが、副作用なども未知数だからです。臨床試験の段階で一定の副作用などは確認されているとしても、実際に患者さんが使うと想定外の副作用が現れたり、想定していたより重度の副作用が起こったりする場合もあります。

　手術に関しても、いまは腹腔鏡も内視鏡も定着しました。ロボット手術を導入する病院も増えました。でも結局、腹腔鏡やロボットを操作するのは人間の医師です。ロボットの操作より自分の手で手

術するほうが得意だしうまい、という医師も当然、大勢いるわけです。また、開腹や開胸といっても、手術自体も年を追うごとに傷の大きさが小さくなってきています。肺がんの手術もはじまったばかりの頃は30cm程度の傷でしたが、現在は開胸といっても10cm強くらいです。また、傷の大きさと切除する臓器の大きさや範囲に直接関係はありません。10cmの傷で片肺を全摘出するのと、30cmの傷で肺を一部だけとる手術のどちらが術後の生活に影響が大きいかといえば、前者であることは自明です。放射線も、重粒子や陽子線、粒子線ならいいかというと、それは違います。あなたのがんに合った種類の放射線を適量当てることが大切です。

　ここまでお話ししてきたように、がん治療の方法は日々進化しています。たくさんの治療法、情報があり、迷うことも多いかもしれません。ご自身で「とにかく最新の治療を受けたい」など希望がある場合はよいのですが、「何をどう選んだらいいかわからない」気持ちになることもあるでしょう。その場合、治療法として新しすぎず、古すぎず、データも蓄積されていて、副作用などもある程度わかっている、そういう治療法を選ぶのが、一般的にはよい方法だと思います。

プロフィール

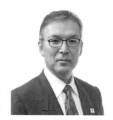

光冨 徹哉（みつどみ・てつや）
近畿大学医学部 外科学講座 呼吸器外科部門主任教授。
1980年九州大学医学部卒。1986年九州大学大学院医学研究科修了、医学博士。1989年米国国立癌研究所にて肺がんの分子生物学的研究に従事。産業医科大学第二外科講師、九州大学第二外科助教授を経て、1995年愛知県がんセンター胸部外科部長、2006年同副院長、2012年近畿大学医学部外科学講座呼吸器外科部門主任教授。専門の肺がんの外科的治療に加え、分子標的治療にも造詣が深い。

（本コラム以外の文責はがん情報サイト「オンコロ」にあります）

Q9 主治医が提示する治療法を全面的に信頼していいのか不安です

A9 「先生が勝手に決める」ことはないので、信じて大丈夫です。不安なときはガイドラインを調べましょう。

　がん治療がはじまる際は、主治医から治療方針や治療法の説明を受けます。しかし、「先生が治療法を勝手に決めて一方的に指示してくる」ように感じて、不安になることがあるかもしれません。

　しかし、がんの治療法は主治医が個人の知見に基づいて決めるのではなく、**診療ガイドライン**に沿って決まります。

　診療ガイドラインは、医療現場で適切な診断や治療を行うために、病気の予防や診断、治療、予後の予測などの診療の根拠や手順を医学的根拠に基づいて最新の情報をまとめた文書のことです。ネット書店などで市販もされており、患者さんも買うことができます。読んでおくと自分のがんに対する理解が深まります。

　医療は多くの場合で、**EBM（Evidence-based Medicine）**という考え方に基づき治療を決定します。EBMとは、「**科学的な根拠（エビデンス）に基づく医療**」という意味で、これまで実際に有効性や安全性を実際に確かめた研究結果をいいます。エビデンスは、信頼度によっていくつかのレベルに分かれていて、信頼度が最も高いのは、多くの人によって有効性や安全性が確かめられた複数の**ランダム化試験**（新治療とこれまでの標準治療とをランダムに振り分け、生存率などを比較研究した臨床研究）を解析した結果で、逆に最も信頼度が低いのは、個人の体験談（症例報告）や、専門家個人の意見などになります。

　診療ガイドラインは信頼度の高いエビデンスを最新のものまで集め、

それらのデータを複数の専門家の手によって選び、それらを推奨度（グレード）と共に記しています。

　具体的には、個別の治療法や検査法について、「実施することを推奨する」、「実施しないことを推奨する」などと記載されています。診療ガイドラインがあることで、日本全国にある病院の医療の質を保つことができ、また治療の透明化も期待できます。

　診療ガイドラインはそれぞれの疾患や治療法ごとにある場合が多く、その中身は「クリニカルクエスチョン」とこれに対する回答として提示された「推奨」が基本の構造になっています。

　たとえば「ステージ2の子宮頸がん患者に対し、手術単独療法と、手術＋放射線療法のどちらが最適な治療法か」というクリニカルクエスチョンに対し、「手術＋放射線療法を行うこと／行わないことを、強く／弱く推奨する」というような推奨が提示されます。1つの診療ガイドラインには、この基本の構造が複数集められ、対象とする疾患の現状などとともに編集されています。推奨度も「Ａ：強く推奨する」から「Ｄ：推奨しない」まで、わかりやすく分類されています。

　先生の一存で自由に治療法を選ぶワケではないので、安心して治療に臨んでください。

ガイドラインは学会のホームページや書店で閲覧・入手が可能です

　診療ガイドラインはそれぞれのがんの専門家たちが集まる学会が編集していることが多く、学会ホームページなどで公開されている場合があります。医学書などを扱っている書店でも購入することができます。

🌐 がん情報サービス　ガイドラインとは （国立がん研究センター）
https://ganjoho.jp/med_pro/med_info/guideline/guideline.html
🌐 Minds（マインズ）　ガイドラインライブラリ
https://minds.jcqhc.or.jp/

診療ガイドラインは医療者向けにつくられたものがほとんどですが、学会によっては患者さん向けのガイドラインを発行していることもあります。その1つが乳がんガイドラインです。日本乳癌学会が患者さん向けに作成したもので、乳がんの患者さんやそのご家族が標準治療や診療方法について正しく理解できるよう、治療方法や治療後のこと、心のケアのことや食生活、健康食品のこと、妊娠・出産のことなどがくわしく解説されています。

　書店やインターネットで「がんを治す」という方法を探そうとすると、「これで治った」「驚異のがん治療」など、診療ガイドラインとは別の、標準治療となっていない治療方法について書かれたものを見かけることがあります。

　誰でもがんと告知されると不安になるものです。こうした「治る」という言葉にワラをもすがる思いで惹かれてしまうこともあるでしょう。しかし、こうした治療法は、**エビデンスレベルでいうと最も信頼度の低いもの**です。実際にその治療法で治った人が何人かはいたのかもしれませんが、まだ治療法として確立しているものではないため、効果も定かではなく、副作用などのリスクがあったり、治療にかかる費用も高額だったりすることが少なくありません。

　情報の探し方がわからない場合は、病院の**がん相談支援センター**や**相談窓口**を利用する、**看護師**や**ソーシャルワーカー**などの医師以外の医療スタッフに相談するなどして、情報を入手してもよいでしょう。

複数の治療法が提示された場合、
どう選べばいいですか？

A10 最近、「シェアード・ディシジョン・メイキング」
という考えが広まっています。

　ただでさえ不安ながん治療。「複数の治療がある」と医師から告げられたとき、どう選んだらいいのかわからないと思う方も多いのではないでしょうか。自分らしく、後悔のないような納得のいく選択をするためには、まず正しく医療情報を理解し、自分が何を大事にしたいのかという価値観や好みをはっきりさせておくことが必要となります。

　そこでポイントとなるのが「シェアード・ディシジョン・メイキング（共有意思決定、SDM）」です。これは、医療者と患者さんが方針や治療内容についてよく話し合い、患者さんの主義や生活習慣なども踏まえ、最適な治療法を、両者が納得して選ぶことを指します。

　病気がわかった後、治療などの医療行為を受ける前に、医師や看護師などから検査や治療についての説明が必ずあります。医師は、ガイドラインに沿った治療法の中から、その人ひとりひとりのがんの種類や進行度に合った、もっとも確実性の高い治療法を提示することは前項でお伝えしました。しかしその際、1つの治療法だけでなく、複数の治療法が提示されることもあります。

　その場合、**それぞれの治療法について、メリットとデメリットを書き出してみると、問題点を整理できます。**

　がんは「治療が終われば終了」、ではなく、その後も定期的な通院などが必要になります。治療の予定や、治療後の療養生活、定期的な通院

などまで視野に入れた上で、情報を集め、ご家族などと相談をし、ご自身にとって最適な治療法を選びましょう。

たとえば、乳がんのステージ１～２において、「乳房切除術」と「乳房温存手術＋放射線治療」はともに標準治療とされています。どの治療法を選ぶかは、手術の効果や入院や通院の期間、胸のふくらみや傷の大きさなどの外見的なことや、痛みの問題など、価値観やライフスタイルに合わせて考えていく必要があります。

それぞれの患者さんが何を大事にしたいかで、治療法も変わってきます。自分の人生や生活で大事にしたいことや楽しみ、家族や社会生活上の気がかりなどを、主治医や看護師、家族などと相談をしながら、治療についての理解を深め、自分らしい選択ができるようにしていきましょう。

また、意思決定支援のツールとして（オタワ意思決定ガイド）というものもあります。

🌐 オタワ意思決定ガイド（個人用）
https://www.healthliteracy.jp/decisionaid/otawa/otawatoha.html

そのほか、治療方針について、別の医師の意見を聞きたい、ほかの治療法を探してみたいという場合はセカンドオピニオンを参考にしてください。

シェアード・ディシジョン・メイキングって なんですか？

がんの情報を探すと、最近よく目につく言葉の１つが「シェアード・ディシジョン・メイキング」です。インターネットで調べると、多くの場合「医療者と患者が意思決定を合意する」ということが書いてあります。具体的にはどういうことなのか、医療の現場ではどのように浸透しているのか、聞いてきました。

お話ししてくださった医師
日本医科大学武蔵小杉病院　腫瘍内科　勝俣　範之先生

インフォームド・コンセントとセットで 導入されるはずだった概念

　日本の医療界では、近年、急に「シェアード・ディシジョン・メイキング」といいはじめました。しかしこれは、本当は「インフォームド・コンセント」とセットで導入されるべき概念でした。インフォームド・コンセント＝「医師と患者が病状や治療方針を共有し、理解した上で治療を進める」という概念は、1990年代に日本に導入されました。一方のシェアード・ディシジョン・メイキングは患者と医療者が治療にまつわる意思決定をつくっていく、合意を形成するというものです。

　つまり、本来は、「シェアード・ディシジョン・メイキングに基づくインフォームド・コンセント＝医師と患者が情報を共有し、治療方法の選択などの決定を共有する」のが、医療現場における医療者と患者の目指すべき姿です。

　しかし、いまの日本の医療現場は、「説明しましたよ。どうするか決めてください」「決めるのはあなたですから、よく考えてくだ

さい」と患者のみに決定をゆだねたり、「医師が決めたことに患者は文句をいうな」という空気があったり、シェアード・ディシジョン・メイキングに基づいているとはいえない状況にあります（下図の自己責任押付型、オレが決める型）。ですから、それを目指すべき姿に変えていこうという動きが、近年のシェアード・ディシジョン・メイキングへの注目となって現れているのです。

Shared Decision Making（意思決定の共有）に基づくインフォームド・コンセント

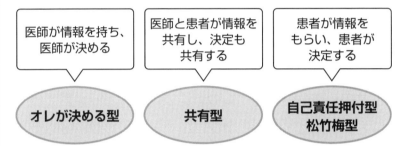

1982 米国大統領委員会報告書（A report on ethical and legal implications of informed consent in the patient-practitioner relationship 1-3.1982）より

シェアード・ディシジョン・メイキングのメリット

シェアード・ディシジョン・メイキングの浸透による患者さんのメリットは、より適切な治療を受けられること、個別に対応した治療を受けられることなどでしょう。

ただ、そのためには医療者、患者、両者の努力が必要です。なぜなら、よいコミュニケーションが前提になるからで、医師は患者さんが話しやすい場の空気や雰囲気をつくることが大切です。

私の場合であれば、コロナ禍以前には待合室に本やパンフレット、患者さんが自由に書き込めるノートなどを置いて患者同士でも話しやすい、医師にも話しやすい雰囲気をつくっていました。

また、不安が強い患者さん、病状の深刻度が高い患者さんには、私のメールアドレスを伝えることもあります。

　「そんなことをして大丈夫ですか?」と驚かれますが、実際に連絡をしてくる方は稀で、皆さんお守りのように持っていてくださいます。もちろん、すべての医師が患者さんにアドレスをお教えするのは無理ですが、医師がオープンな態度でいると、患者さんからすると心強いと思うのです。

　患者さん側の努力としては、**主治医とちゃんと話すことがすごく大切**です。セカンドオピニオン、サードオピニオンといろいろな医師をまわっている患者さんに話を聞くと、意外と主治医とはそんなに話していないケースが多いのです。

　主治医はいつも忙しそう。入院中も毎日来てくれるわけではないし、滅多に会えない。わかります。日本の医師の多くはそういう状態にあります。しかし、そこで「話すタイミングがないから」「話す時間がないから」といっていては、コミュニケーションはとれないままです。

　話しにくい先生だなと思っていても、あえて「相談の時間をください」とお願いしてみたり、話しづらければ、紙に聞きたいことを書いておいて、「これに答えをください」とその紙を渡したりしてもいいのです。**いつも忙しそうな医師なら、診察をいちばん最後に回してもらうのもいい方法**です。午前の診療の最後、午後の診療の最後であれば、ほかの患者さんが待っているわけではないので、長く話しても大丈夫です。

　また、もらえる資料はなんでももらっておくのがいいでしょう。もらえるかどうかわからないときも、「ください」といってみましょう。医師が説明で書いてくれたメモ書きなども、「もらえませんか」といえば、「こんな走り書きでよければ」とくれる医師は多いはずです。医師と対面で話していると、そのときは理解した気がしても

時間が経つと忘れたり、わからなくなったりするので、資料はもらっておくとよいと思います。

　私はよくいうのですが、「**医師はソムリエ**」なんですね。ソムリエはお客様の好みを聞いて、好みや条件にあったワインを提案しますよね。それと同じで、医師は患者さんの好みや条件を聞いて、最適と思われる治療方針を提案する。そして合意の上で治療をはじめるのが理想です。

　現状、日本の病院がすべてそうなっているとはいい切れない部分もあります。しかし、緩和ケア病棟などでは、SPIKESという患者さんとのコミュニケーションのトレーニングプログラムを導入するところも増えています。緩和ケア病棟から、一般病棟へ広げようとする動きもあります。日本の医療現場で、本当の意味でのシェアード・ディシジョン・メイキングと、それに基づくインフォームド・コンセントを行おうとする動きも確かに現れはじめています。

　患者さんはおじけづかず、遠慮せず、医師とコミュニケーションをとってください。

患者とのコミュニケーション技術

```
         悪いニュースを伝える方法　－SPIKES－
         Setting（場の設定）
         Perception（認識度を知る）
         Invitation（希望を確認する）
         Knowledge（情報提供）
         Empathy & exploration（共感と探索）
         Strategy & summary（戦略と要約）
```

米国臨床腫瘍学会公式カリキュラム2003より（Optimizing Cancer Care, ASO publication）

プロフィール

勝俣 範之（かつまた・のりゆき）

日本医科大学武蔵小杉病院腫瘍内科教授、部長。外来化学療法室 室長。1988年富山医科薬科大学医学部卒業。茅ヶ崎徳洲会病院内科レジデント、国立がんセンター中央病院内科レジデントを経て、1997年国立がんセンター中央病院内科スタッフとなる。2004年ハーバード大学生物統計学教室に短期留学。その後、国立がんセンター医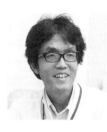長を経て、2011年10月より、日本医科大学武蔵小杉病院腫瘍内科教授として赴任。腫瘍内科を立ち上げ、今日に至る。

（本コラム以外の文責はがん情報サイト「オンコロ」にあります）

Q11 主治医の考えに不安があります。我慢するしかないですか？

A11 遠慮せず「セカンドオピニオン」を受けてください。

　セカンドオピニオンは、患者さんが納得のいく治療法を選択できるようにするために、主治医とは別の病院の医師に意見を求めることです。患者さん本人ではなく、ご家族や知人でも受けることは可能です。

　「主治医の先生に悪いのでは」「気分を害するのでは」と、セカンドオピニオンをお願いすることに抵抗がある人はまだまだ多いのですが、セカンドオピニオンは患者さんの権利です。決して主治医との信頼関係を壊すことではありません。

　セカンドオピニオンを受けるには、**がん診療連携拠点病院の「がん相談支援センター」に問い合わせると、その地域のセカンドオピニオン外来を行っている病院や、専門領域などの情報を得ることができます。**また、国立がん研究センターのがん情報サービスから、病院名や地域で検索できます。また、電話相談も可能です。

🌐 がん情報サービス「病院を探す」（国立がん研究センター）
https://hospdb.ganjoho.jp/kyotendb.nsf/xpKyotenSearchTop.xsp

☎ がん情報サービスサポートセンター（国立がん研究センター）

＜電話番号＞

　0570-02-3410（ナビダイヤル）

＜受付時間＞

　平日10時〜15時（土日・祝日・年末年始を除く）

　また、「手術をすすめられているけれども、放射線治療を検討したい」といった、具体的な治療方法に関する不安がある場合には、その治療を

セカンドオピニオンの流れ

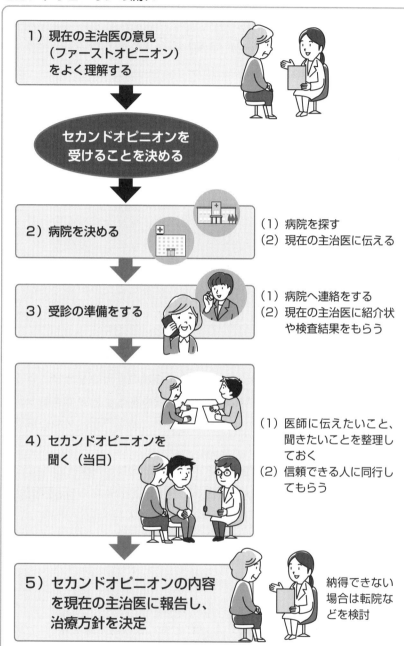

1) 現在の主治医の意見
（ファーストオピニオン）
をよく理解する

セカンドオピニオンを
受けることを決める

2) 病院を決める
（1）病院を探す
（2）現在の主治医に伝える

3) 受診の準備をする
（1）病院へ連絡をする
（2）現在の主治医に紹介状
や検査結果をもらう

4) セカンドオピニオンを
聞く（当日）
（1）医師に伝えたいこと、
聞きたいことを整理し
ておく
（2）信頼できる人に同行し
てもらう

5) セカンドオピニオンの内容
を現在の主治医に報告し、
治療方針を決定
納得できない
場合は転院な
どを検討

専門とする医師にセカンドオピニオンを受けるという方法もあります。

　ただし、病状や進行の具合によっては、時間的な余裕がなく、なるべく早期に治療を開始したほうがいい場合もあります。セカンドオピニオンの準備は、主治医に現在の病状を確認してから行うようにしましょう。

セカンドオピニオンの流れと注意点

　セカンドオピニオンの病院が決まったら、主治医に紹介状（診療情報提供書）や、血液検査や病理検査・病理診断などの記録、ＣＴやＭＲＩなどの画像検査結果やフィルムを準備してもらう必要があります。

　現在かかっている病院からの資料は、セカンドオピニオンを求められる側の医師にとって、患者さんの状態を客観的に評価し、適切な助言を伝えるために非常に重要な情報です。患者さんが理解した内容を伝えるだけでは、その理解が間違っている場合もありますし、セカンドオピニオン先の医師が知りたい情報には足りていない場合もあります。**紹介状と検査結果等は、必ず手配してもらいましょう。**

　また、セカンドオピニオンは、その病院に転院して治療を受けることが本来の目的ではありません。あくまで現在の治療方針が合っているかどうかの答え合わせとして活用する意識を持ちましょう。

　よくありがちなのが、転院先を探すつもりで何人もの医師の意見を聞き、どれを選んでよいかわからなくなってしまうことです。**がん治療は情報戦であるとともに、時間との勝負**でもあります。迷いをなくすためのセカンドオピニオンであり、選択股を増やして迷うためのものではない、という意識は持っていたほうがよいでしょう。

　セカンドオピニオンを上手に受けるために、当日までに、伝えたいこと、聞きたいことを整理しておきましょう。

　「いますすめられている治療法で本当にいいのか」など、質問事項をメモしてから行くと、限られた時間を有効に使うことができます。

Q12 がんの情報が多すぎて、何が正しいか わからなくなりました

A12 いつ、誰の発信か、何を根拠にしているかを 確認しましょう。

　がんの情報を探すときに大切なのは、いま、自分にとって**必要な情報をはっきりさせる**ということです。状況によって必要となる情報は異なります。同じがん患者さんの話でも、あなた自身が必要な情報ではないかもしれません。自分にとって必要な情報が何かわからないときは、知りたいことをメモなどに書き出して頭の中を整理しておきましょう。そうすれば、欲しい情報に出会ったときに気づきやすくなります。

　その情報が自分に当てはまるかどうかを判断するにも、情報の信頼性が大切です。1つの情報を鵜呑みにするのではなく、複数の情報を照らし合わせ、得られた情報は主治医やご家族、患者仲間に意見を求めてみましょう。情報の探し方がわからない場合は、がん相談支援センターを利用するのも1つの手です。

　最近は、情報を得る手段としてインターネットを活用している人も少なくないでしょう。しかし、インターネットの情報の質は評価方法があまり確立されておらず、商業目的でがんへの効果が示されていないにもかかわらず「がんが治る」などと宣伝している場合も少なくありません。

　情報の信頼性を判断するには、以下の「**かちもない**」の5項目をチェックしましょう。

　健康や医療に関する情報は、あなたやご家族の命にもかかわるものです。がんに対する情報を見聞きしたときには1つの情報を鵜呑みにせず、複数の情報を読み比べながら、必要な情報を選び取る姿勢が大切です。

【情報の「かちもない」】

(か)…「書いた人は誰か」

信頼できる専門家か、所属は怪しくはないか。著名な先生でもその先生個人の意見の場合は必ずしも科学的に正しいとはいえない可能性もあります。

(ち)…「違う情報と比べたか」

ほかの多くの情報とは全く違う可能性もあるので、必ず複数の情報をチェックしましょう。「このサイトだけ、この薬でがんが治ったと書いてある」といった場合は注意が必要です。

(も)…「元ネタ（根拠）は何か」

がんに有効だと科学的に確認されるためには、試験管での実験からはじまり、動物、少数の人、何百人……最終的には何万人もの人を対象にした研究が必要です。マウスで効果があったとしても人での効果が確認されていなければ、信頼できません。

(な)…「なんのために書かれたか」

がん患者さんの体験記だと思って読み進めると、実は最後にサプリメントの広告が…‼　というケースは多いものです。サプリメントや健康食品など、企業による販売目的の広告記事ではないか確認しましょう。

(い)　「いつの情報か」

古い情報で現在は、違っている可能性もあります。

Q13 治療費の支払いが不安です

A13 高額療養費制度や傷病手当金、障害年金など公的な制度で負担軽減できる場合があります。

　がんになったといわれたとき、大きな不安の種となるのがお金のことではないでしょうか。治療費は、がんの部位や進行度によっても異なりますし、先進医療など高額な治療を受ける場合、限りがありません。入院や手術など治療にかかるお金、退院後の通院費や薬代、家族の交通費やお見舞いのお返し、仕事を休職した場合の生活費……とお金に関する悩みは多岐に渡ります。

　カーディフ生命保険の調査によると、**がんにかかる治療費の目安**は、直接の治療費に、家族の交通費や宿泊費などを合わせて、**平均で126万円程度**といわれています。

　がんの「標準治療」では、公的医療保険などが適用になります。そのため、検査や入院にかかる費用、手術代、放射線治療費、薬代、訪問看護の利用料金などは公的な医療保険が適用となります。これらの公的保険が適用される診療にかかった費用のうち、1カ月間（1日から月末）で一定額（自己負担限度額）を超えた分が、あとで払い戻される**高額療養費制度**が利用できます。医療費が高額になることが事前にわかっている場合には、**限度額適用認定証**を提示すれば、事前に支払う費用をおさえることができます。自己負担限度額は、年齢や所得状況などに応じて設定されていますので、加入している公的医療保険の窓口に確認をしてみましょう。

　また、公務員や会社員であれば、協会健保や健康保険組合に加入していますので、**傷病手当金**が活用でき、連続3日を含む4日以上休み、給

与の支払いがない場合は、給与の約3分の2が最長で1年半支給される制度があります。がんの場合、再発の不安もつきものですが、同じ部位に再発しても別の病気とみなされ、傷病手当金が支給されるケースもあります。

　また、がんの状態によっては**障害年金**の対象になることもあります。障害年金とは、がんに限らず怪我や病気で生活や仕事が制限される可能性のある場合に受給できる年金制度です。がんも進行によって受給対象になるので、積極的に活用しましょう。

　また、人工肛門を取りつけたり、がんの治療で障害が残る可能性のある場合には**身体障害者手帳**などの助成もあります。これらの公的な制度は、すべて自ら申請しないと受給できませんので注意が必要です。

　一方、民間のものでは、がん保険などの**医療保険**があります。がんと診断された場合の診断一時金だけでなく、入院給付金や手術給付金、通院給付金が受けられますが、最近では、抗がん剤治療などで、髪が抜けた場合などに使える外見ケア給付、痛みを和らげる緩和療養の際に使える緩和療養給付など、さまざまな保障がついたものが出ています。

　利用できる制度や保険などは、治療がはじまる前に調べておくことで、心配を軽くすることができます。病院の相談窓口やソーシャルワーカー、各自治体の相談窓口、がん相談支援センター、または、社会保険労務士事務所で社会労務士がお金に関する相談も受けつけています。

🌐 がん情報サービス「がんとお金」（国立がん研究センター）
https://ganjoho.jp/public/support/backup/finance.html

＜使える制度一覧＞

▶高額療養費制度
　病院や薬局で支払う金額が一定額を超えた場合に、自己負担を軽くする制度です。なお、対象となる医療費とならない医療費があるので注意しましょう。申請窓口はそれぞれ加入している保険者か、国民健康保険の場合はお住まいの市区町村の担当窓口となります。また、事前に「限度額適用認定証」を取得することで、窓口での支払い負担が軽減される制度もあります。

▶医療費控除
　税務署に確定申告を行い、所得税を軽減する制度です。軽減の対象は保険適用の医療費のみとなります。問い合わせ窓口はお住まいの地域を管轄する税務署です。

▶傷病手当金
　サラリーマンや公務員などの公的医療保険の被保険者が、病気のために仕事を休んだ際に生活保障の目的で給付されます。なお、国民健康保険にはこの制度はありません。申請は勤務先経由で保険者に対し行います。

▶障害年金、障害手当金
　病気によって一定の障害状態になったときに生活保障の目的で給付されます。お住まいの市区町村の国民年金窓口や年金事務所にお問い合わせください

　このほかにも**生活保護やひとり親家庭医療費助成制度、小児慢性特定疾病の医療費助成**など、さまざまな制度が活用できるほか、ご家族の方向けにも介護休業・介護休暇制度などが活用できます。ご自身がどの制度を活用できるかわからない場合は、がん相談支援センターやソーシャ

ルワーカーに確認してみましょう。

　また、がん保険など民間の医療保険に加入している場合も、事前に契約内容を確認してみましょう。がんと診断された時点で給付金が支払われるものもありますし、手術、治療、入院とさまざまな段階で給付金が受け取れます。ご自身のがんの状態によって、給付金額も異なるので、加入保険会社に問い合わせをして、給付額を確認しておきましょう。

　給付金を受け取る際は、保険会社へ給付金請求書や所定の入院・手術等診断書を提出する必要がありますが、入院など治療開始のタイミングで病院に提示しておけば、給付もスムーズです。入院が長引く場合などは、入院中でも入院給付金を請求できます。

　がんとお金のことについては、NPO法人がんと暮らしを考える会が運営している、がん治療時に患者や家族が利用できる「公的な支援制度」や「民間の支援サービス」を検索できるウエブサービス「がん制度ドック」でも、年齢やがんの種類・治療状況などに合わせた医療保険制度を検索することが可能です。

公的・民間医療保険制度検索サービス

🌐 がんと暮らしを考える　がん制度ドック

http://www.ganseido.com/

🌐 YouTube「OncoloChannel」　がんとお金（1級FP技能士 黒田 尚子先生）

https://youtu.be/mUSY2JRGbxg

がんとお金のリアルな話

がん治療にかかる費用については、さまざまな制度があることをお伝えしました。でも実際、どんな制度がどのタイミングで使えるのか、自分は何に該当するのか、不安な方も多いことでしょう。そこで30代で肺がんを発症後、自分と同じように悩んでいる人の力になれれば、と社会保険労務士資格を取り、社労保険労務士として働いていらっしゃる清水公一さんに、がん患者としてのお金の不安、社会労務士としてのお金のアドバイスをうかがいました。

お話ししてくださった人
がん専門社会保険労務士事務所 Cancer Work-Life Balance代表　清水 公一さん

- -

がん闘病と経済的な心配に立ち向かった30代

　私はいま43歳で、家族は妻と8歳と3歳の男の子との4人家族です。2012年10月、35歳で肺腺がんを発病しました。その後、がんは次々に転移、再発を繰り返しました。オプジーボを使用して劇的に快方に向かうのですが、最初の2年、2012年から2014年まではお金の心配どころではありません。どういう治療をしたら長生きできるのかばかり考えていました。2015年にいまは顧問を務める肺がん患者会の「ワンステップ」に参加したのですが、その頃休職をしていたこともあり、お金や支援制度のことが気になりはじめました。

　休職は期間が長くなることも予想されたので、そこではじめて、就業規則や休業制度がどうなっているのかなどを調べました（最初の休職は手術から復帰までの短期間だったのです）。就業規則をいざ読んでみたら、「難しいじゃないか」と思った記憶があります。

　また、2015年末から2年ほど、障害年金を受給したのですが、こ

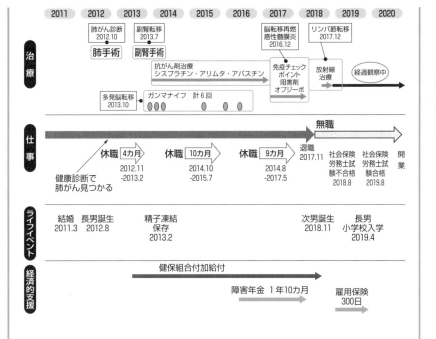

のときに社会保険労務士という仕事があることを知りました。請求者に代わり、報酬を得て障害年金の代理請求手続きができるのは社労士だけで、私も実際、相談から手続きまでお願いして、障害年金の受給にいたりました。その経験から、闘病中に勉強をはじめ、現在社会保険労務士として働いています。

🌐 がん専門社会保険労務士事務所CancerWork-Lifebalance
https://cancerwork-lifebalance.com/

会社は辞めない、使える制度を知る、煩雑なことは人に頼る

がんになった方に伝えたいことは、大きく2つです。まず1つは**「仕事はなるべく辞めないでください」**ということです。

がんの疑いがわかってから治療に入るまでの間に、約2割の方が仕事を辞めてしまうというデータがあります。辞めてしまうと会社員であれば利用できる支援制度が利用できなくなります。

たとえば、治療のための休暇や休職制度も会社によっては使えますし、傷病手当金制度を使うと1年6カ月間、収入の約3分の2が保証されます。実際、私も有休（有給休暇）や休職を使いながら仕事を継続していました。

　そのような支援制度は、会社に籍があるからこそ使えます。会社によっては**健康保険組合の付加給付制度**もあります。付加給付とは、医療費の自己負担分が健康保険組合が独自に決めた限度額を超える場合に、還付してくれる制度です。私の会社の場合、月の上限額が25,000円でしたので、1カ月に25,000円以上を医療機関の窓口で支払った月は、申請の必要なく25,000円を超えた額が3～4カ月後に給与口座に振り込まれていました。ご自身が加入されている健康保険にそういう制度があるかどうか、調べておくといいと思います。付加給付の対象となるのは一部の健康保険組合と共済組合（公務員）です（国民健康保険と協会けんぽは付加給付制度の対象ではありません）。

　次にお伝えしたいことは、**障害年金**と**各種減免制度**です。病状が進行すると、がん患者さんは障害年金を受給できる可能性があります。でも、がんで障害年金をもらえることを知らない患者さんも多いです。がんを診ている医師の間でも障害年金の認知度は低いですね。自分が障害年金の障害状態に該当するかどうかわからなければ、**がん相談支援センターや障害年金にくわしい社労士に聞いてみるのがいい**と思います。わたしの場合は患者会で同じような症状で障害年金を受給している方がいて、がんでも障害年金がもらえるということを知りました。**患者会はそのような情報の宝庫だと思うので、勇気を出して参加してみるのもいい**と思います。ほかに、認知されていないものとしては、退職後に任意継続被保険者とならずに国民健康保険に切り替えるとき、がんを理由に退職した場合は減免対象になることがあります。同じように住民税も減免の対象になる場合があります。住民税も国保も、前年の収入に対してかかってくるの

で、人によってはかなりの負担になります。ですから、「闘病との兼ね合いで、もうそろそろ退職せざるをえない」という状況になった場合は、お住まいの市区町村に減免の対象となるか問い合わせてみるのがいいと思います。

がん保険、一時金タイプと治療ごとタイプどっちがいい？

　また、ご家族の闘病を見ていて、「自分もがん保険に入りたいけど、どんな保険を選べばいいかわからない」という方も多いと思います。がん保険には、大きく分けて、「一時金が手厚いタイプ」と「治療ごとの給付が手厚いタイプ」があります。「一時金が手厚い保険」は、初期の段階でがんが見つかり、手術で治る方でも、診断時にまとまったお金がもらえます。「治療ごとの給付が手厚いタイプ」は放射線や抗がん剤治療のたびに、一定額のお金が小刻みにもらえるので、長期間治療が必要となるような進行がんの患者さんにはいいと思います。がんになってからの生存率が伸び、長期間治療をすることが多くなった現在のがん治療に合わせた保険ですね。どちらのタイプがいいかは好き嫌いだと思います。お金を持たせたら、知らぬ間にすぐ使ってしまう僕みたいな人間には、治療ごとのほうが安心ですね。もちろん保険料次第ですが、その両方を兼ね備えている商品もあります。

　皆さん気にされる先進医療特約は、安いのでつけておくに越したことはないです。が、現実に先進医療を使えるかどうかは通っている病院の設備や、主治医の判断にもよるので一概にはいえません。でも、お守りとしては保険料も安いしあったほうがいいですね。

　駆け足でいろいろな制度やポイントをご紹介しましたが、まだまだわからないことだらけかもしれません。でも、大切なのは 内容をすべて理解することではなく、「そういうものがある」と知ることです。そうすれば、必要なときにご自分でインターネットを使って調べたり、がん相談支援センターで制度にくわしい人に聞くこと

ができますから。私のような社労士も無料で質問にお答えしている
サービスもあります。また、障害年金の手続きは、お住まいの近く
でなくてもどこででもできますので、遠隔地の社労士さんでも問題
ありません。近くの社労士さんというより、障害年金にくわしい方
を選ぶといいでしょう。がん治療にあたり、お金の不安をなくすこ
とは、広義のQOL（クオリティ・オブ・ライフ、生活の質）を上
げると思います。とにかく制度があることを知る。それが第一歩で
す。

プロフィール

清水　公一（しみず・こういち）

社会保険労務士事務所Cancer Work-Life Balance代表。
NPO法人肺がん患者の会ワンステップ顧問。35歳でス
テージ４の肺がんがわかり闘病を開始（癌性髄膜炎によ
る、いくつかの神経症状が残るが現在は寛解状態）。治
療の過程で障害年金をはじめとする支援制度が周知され

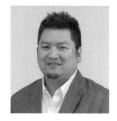

ていないことを感じ、勉強をはじめ社会保険労務士の資格を取得。がんになっ
ても自分らしく生きることができる社会の創造を目指し、がん専門社会保険労
務士事務所 Cancer Work-Life Balance を立ち上げる。

（本コラム以外の文責はがん情報サイト「オンコロ」にあります）

| Column | がんになったら妊娠はあきらめるべき？
妊孕性（にんようせい）を温存しつつ治療できるがんも。
まずは医師に相談を |

　妊孕性とは、妊娠するための力のことをいいます。妊娠・出産をするためには、卵子と精子が必要となり、女性の場合は卵巣や子宮、男性の場合は精巣などが重要な役割を果たしているので、決して女性だけの問題ではありません。がんの治療では、それらの妊娠にかかわる臓器にがんができた場合だけでなく、妊娠とは関係のないような臓器にがんができた場合でも、生殖機能に影響を及ぼし、妊娠するための力が弱まったり、失われたりすることがあります。

　たとえば、脳の視床下部や下垂体にある腫瘍の摘出手術を行った場合、男性は精子の形成に障害が生じることがあったり、女性の場合は排卵障害が生じることがあったりします。また、抗がん剤などの薬物治療の場合も、精子や卵子を極度に減らす生殖機能に大きく影響するものがあります。治療を行う前に、事前に確認しておくことが必要です。最近では妊孕性を温存しつつ、治療を行うこともあります。

　男性の場合であれば、手術の際に勃起や射精にかかわる神経を残す、女性の場合は、手術の際に卵巣や子宮を残すことや、放射線治療で卵巣に放射線があたらないようにするため、手術によって卵巣の位置を移動しておくことがあります。また、薬物療法を行う前に卵子の保存をするため、治療開始を遅らせることがあります。いずれも、可能かどうかは、がんの種類ごとの条件も含め、患者さんの健康状態や患者さん本人の状況を考慮して決められます。

　また、近年では、卵子や精子、受精卵を凍結保存する「妊孕性保存」という選択肢も加わっています。ただし、がんの治療が大前提ですので、希望通りにならない場合もあります。ご自身の希望とともに、医師に相談しましょう。

第3章

がん治療中に
気をつけたいこと

生活、手術、副作用、後遺症の
不安をやわらげる

がん治療は医療者が行うもので、患者さんが自ら治療することはできません。でも治療の効果が最大になるように体力を温存する、食べれるときに食べるなど、自分で努力できることもあります。普段の生活で気をつけたいことを説明し、副作用や後遺症の不安や疑問についてお答えします。

Q14 がん手術が決まっていますが、会社へはどのように報告、相談するといいでしょうか？

A14 最近は、「がんになっても働き続ける」ことが一般化してきました。働き続けたい意思を伝え、会社に前向きに相談しましょう。

　がんと診断されて、治療を目前に控えたいま、「仕事を休まなくてはいけないけれど、ちゃんと復帰できるだろうか」「辞めさせられることはないだろうか」と、心配は尽きないことと思います。

　会社員なら、会社の就業規則にある休職や欠勤の項目を確認してみましょう。休職は法律で定められている制度ではないため、休職ができるかどうか、休職ができる場合は賃金があるかどうか、どれだけ休職できるかなどは、会社の裁量に任されており、就業規則によって運用されているためです。就業規則を把握した上で、入院などの治療で仕事を休む場合は、診断書を提出し、人事部や総務部、直属の上司と相談をしましょう。もし、**会社に休職等の制度がない場合も、これまで必要なかった**というだけかもしれません。まずは直属の上司に相談し、総務・人事部にも相談することが第一歩になります。

　その際は、**医師の診断**はどうなのか、**自分はどうしたいか**（休職したいのか、通院等の時間を融通してほしいのか）など、現状と自分の希望をまとめておきましょう。相談する相手は実際にがんになったことがない人で、あなたの状態を想像することも難しい状態です。あなたのほうから、積極的に自分の状態や希望を伝えたほうがうまくいくことが多いでしょう。

　復帰の際も、急にフルタイムで復帰するのは通院などの面からも難し

いこともあります。時短勤務制度や、リハビリ出勤制度があるかどうかも、確認しておくとよいでしょう。

また、自営業の場合は、完全な代行は難しいかもしれませんが、不在時の秘書サービスや、配送業務や営業の業務代行を請け負う事業所は通常1カ月から契約ができますので、ある程度の業務はこうした代行でカバーするのも一案かもしれません。

治療がはじまる前は「副作用があったり、会社に迷惑をかけてしまうのではないか」と、誰でも不安になるものです。しかし、厚生労働省はがん患者など、疾患を抱える従業員の就業継続支援を打ち出しており、**社会全体が「がんなどの疾患を抱えていても働き続けられるようにしよう」という流れにあります。**最終的に決めるのは、患者さんご本人ではありますが、必要以上に弱気になっていないか、立ち止まって考えてもよいのではないでしょうか。

不安な場合は、主治医やがん相談支援センターに、自分の仕事の状況などを話し、治療との両立が可能かどうかなど、相談してみるとよいでしょう。また、国立がん研究センターによる「がんと仕事のQ&A」というパンフレットや厚生労働省による「仕事とがん治療の両立お役立ちノート」に、治療しながら働くための情報がまとめられています。

🌐 がん情報サービス　がんと仕事のQ&A（国立がん研究センター）
https://ganjoho.jp/public/qa_links/brochure/cancer-work/cancer
🌐 仕事とがん治療の両立お役立ちノート（厚生労働省　働くがん患者の就労継続および職場復帰に資する研究班作成）
https://www.mhlw.go.jp/file/06-Seisakujouhou-10900000-Kenkoukyoku/0000204876.pdf

がん治療をしながら働くときに知っておきたいこと

「がんの疑いがある」といわれたとき、まず心配なのは仕事のこと、という方も多いはずです。治療しながら働く際のポイントをうかがいました。

お話ししてくださった人

国立がん研究センター東病院　がん相談支援センター　相談員　坂本 はと恵さん

「辞める」人は少なくないが、「続けたい」人も多い

　私は長年、相談員としてがん患者さんの悩み相談に向き合ってきました。仕事に関する相談で感じるのは、「治療との両立は難しいので会社を辞める」人はまだまだ少なくないけれど、「治療しながら働きたい」という人も多いということです。

　私が受ける相談でも、15年ほど前までは、「会社にがんを報告したら、無理せず辞めておいたほうがよいのではないか、といわれてしまった」という相談が多かったのですが、最近は減ってきました。いま多いのは、「がんと診断されたけど、仕事についての情報や手続きを知りたい」という相談です。国の方針として基礎疾患がある人も働きやすい環境の整備を推進していることもあり、「がん＝離職」という構図は薄れているように感じます。

　もちろん、実際に働き続けられるかどうかは、職種や会社の体制によってさまざまです。

　たとえば、水仕事のパートタイマーの方の場合、抗がん剤の副作用などで、水に触れると手足がしびれるという症状が出て、いままで通りの業務内容を続けることが難しくなる方もいます。とはいえ、皆さんに知っておいてほしいのは、「がんだからといって仕事を辞

める必要はない」ということです。

「いったん持ち帰る」&「がんのことは横に置いて考える」が大事

治療との両立は難しいかもしれないけど働き続けたい。そう考えている方に、私がお伝えしたいのは2つです。

1つめは、いったん持ち帰ってくださいということ。上司や総務、人事の担当者にがんの相談をしたところ、暗に休職や退職をすすめられたり、有休や傷病休暇など、制度の利用を断られたりすることもあるかもしれません。そのときに、すぐ「わかりました」というのではなく（もしくは対立するのではなく）、いったん持ち帰って、がん相談支援センターや患者会に相談してほしいのです。

なぜなら、**上司や総務・人事の担当者が、制度や法律を十分に知らずに答えている可能性もある**からです。がん相談支援センターや患者会には過去に同じような相談が持ち込まれたことがあったり、社会保険労務士など、法律関係にくわしい人と連携しているところもあります。「難しい」といわれたことでも、法律的には可能な場合も意外と多かったりもするのです。

2つめは、「純粋にその仕事をどうしたいか考えてみてください」ということです。がんの診断をきっかけに仕事への価値観が変わることや、体の変化に伴い働き方の変更をせざるを得ないことも少なくありません。

働き方を変えることは大変なことですが、だからこそ一度立ち止まって、あなたらしさ、あなたの強みを整理してみましょう。

私が相談を受けた方の中にも、これまでの働き方を振り返りつつ、今後残された職業人生において何を大切にしたいかを何度も考え、がん治療がひと段落した後に退職、転職をされた方もいました。

このような場合、がん相談支援センターでは、相談員やハローワ

ークの出張相談員が、就職活動応募書類の作成や面接の受け方、採用状況（景気動向）をお伝えするなどの、就職準備のお手伝いをすることが可能です。

がんで体は変わるかもしれないけれど、自分は変わらない

がん治療中、多くの方は働く自信を失いがちです。でも、がんになったのは身体であって、仕事人としての存在価値が失われたわけではありません。

健康なときと同じように働くことは難しくても、働くこと自体はできるのです。たとえば、資格がある人は、何年かブランクがあっても再就職の際は強みになります。以前相談に乗った方で、保育士の資格を持っているけれど、30年以上ブランクがあるという方がいました。「30年以上前の資格だし」とおっしゃっていましたが、がん治療後の55歳のときに学童保育のパートが見つかりました。ですから、がんの治療中、治療後の転職を考えるときは、自分がどんな資格を持っているか振り返るのは大事なことです。

また、身体障害者手帳を取得した場合、障害者雇用枠での採用も可能になります。「毎日通勤に2時間かけて都内の銀行にお勤めされていた方が、障害者採用枠で地元の地銀に再就職した」というケースなどもあります。

ですから、「がん＝仕事ができなくなる」わけではありません。**がん治療をしながら、仕事人としての人生を生きることは可能**です。

「働きたい」という気持ちをお持ちで困ったことがあったら、がん診療連携拠点病院のがん相談支援センターに問い合わせたり、よく似た体験を持つ患者さんが集まる患者会などに相談してみてください。解決方法を一緒に考えます。

プロフィール

坂本 はと恵（さかもと・はとえ）

国立研究開発法人　国立がん研究センター東病院サポー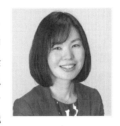
ティブケアセンター／がん相談支援センター所属。精神
科クリニックと国立がんセンター中央病院での勤務を経
て、2004年9月国立がん研究センター東病院に異動、患
者・家族支援相談室の立ち上げに携わる。2014年4月サ
ポーティブケアセンター／がん相談支援センターに組織
改組、2016年4月より副サポーティブケアセンター長。認定医療社会福祉士・
精神保健福祉士。

（本コラム以外の文責はがん情報サイト「オンコロ」にあります）

Q15　会社の同僚・上司や学校へはどのように伝えるといいですか？

A15　誰に、何を、どこまで伝えるか事前に考えた上で伝えましょう。

　がんの治療では、ほとんどの場合が入院や定期的な通院、自宅療養が必要になるため、仕事や家事、社会活動はしばらく休む必要が出てきます。そのため、がんとわかったときに、自分の病気のことを、誰に、どこまで伝えるかということを大変悩まれる方もいらっしゃると思います。

　がんと診断されたことを誰にも知られたくない、というケースも少なくありません。実際に、2人に1人ががんになるといわれている時代ですが、がんという病気に対する理解がなかなか進んでいないために、人間関係がギクシャクするのではないか、職場で不当な扱いを受けるのではと心配かもしれません。ただし、**誰にも知られずに治療を受けるということは、現実的には難しく、周囲の人の理解と協力を得ておいたほうがいい場合も多くあります。**

　がんの治療は長期戦です。治療中には身体の状態が思わしくないときもあるでしょう。その際に、元気なフリをするのは精神的にもつらいことです。本当に信頼できる人や、自分にとって大切な人には、病気について話しておくことで、その人たちとの信頼関係が深まることもあります。そして、話す相手に加えて、何をどこまで伝えるかを決めましょう。

　伝えたいことをノートに書いてみると、自分の病気についての情報や気持ちの整理をすることにも役立ちます。

　書いたことは、すべて一度に話す必要はありません。話せることから、

話せるスピードで、入院することになった、軽い病気ではないようだ、など、その都度わけて伝えてもよいでしょう。職場へは、病名だけでなく、できることやできないこと、協力してもらえればできることなど、具体的に伝えることで、周囲のサポートも受けやすくなります。

　誰に、何を伝えていいのか悩んでいる場合は、ご家族に相談にのってもらったり、いまかかっている病院の相談室や、がん診療連携拠点病院の相談支援センターに相談するのも1つの手です。

　患者さんご自身が、がんと診断されてショックを受けられたのと同じように、伝えられた側も戸惑うことがあるかもしれません。時間はかかるかもしれませんが、相手はきっと病気の有無にかかわらず、あなたがあなたであることには変わらないということに気づいてくれるはずです。あなた自身が選んだ相手を信じて、時間をかけながら理解を得ていきましょう。

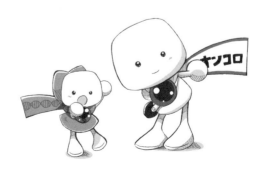

家族へ上手に伝えるには？

　がんという病気のことをほかの人に伝えるのは、とてもつらいことでしょう。家族であればこそ、ショックを与えるからと伝えるのに躊躇してしまうということもあるかもしれません。

　特にお子さんに伝えるのは難しいということから、アメリカのMDアンダーソンがんセンターのマーサ・アッシェンブレナー氏が提唱した**「3つのC」を伝える方法**があります（「ホープツリー」がんになった親を持つ子どもへのサポート情報サイト）。これはお子さんに限らず、伝えにくい人に伝えるための方法として有効ですので紹介します。

　1つめは**「Cancer（がん）という病名」**を伝えることです。

　具体的な病名を告げずに「病気」という曖昧な表現をすると、子どもは想像力を働かせて余計に混乱したり、大きな不安を抱えこんだりしてしまうことにもなるかもしれません。風邪のようなすぐに治る病気ではなく、長くつきあっていく病気だということを伝えます。

　2つめのCは、**「not Caused（誰のせいでもない）」**ことを伝えることです。家族や上司部下など、身近な人ががんを患うと、「自分のせいで病気になってしまった」「自分が心配をかけてしまったせいで病気になったのではないか」と、自分を責める場合があります。がんという病気は、何かのせい、誰かのせいで罹患するものではないということを知らせる必要があります。

　そして3つめのCは、**「Catchy（うつる）病気ではない」**ということです。風邪やインフルエンザなどのように伝染する病気ではないので、一緒にいても大丈夫だということを伝えてください。た

とえば、抗がん剤の副作用で髪が抜けてしまったとき、その姿を見たお子さんは「自分も何かの病気になると髪の毛が抜けるのでは」と病気全般を恐れることがあります。また、会社でも時として、「うつる病気ではないか」と恐れられて孤立するというケースもあるため、うつる病気ではないことを伝えておくことは大事です。

　ほかに、ご家族であれば入院中に食事は誰が作るのか、掃除や買い物は誰がするのかなど、日常生活のサポート体制についても話し合いを行っておきましょう。誰に何を頼むのか、割振表などを作って家族全員がすぐに見られる場所に貼っておくなどするとよいかもしれません。

家族に頼むことリスト例

最低限してほしいことをピックアップしましょう	朝（7：00〜9：00）	担当
	燃えるゴミ（火・木） 洗たく・洗たく物干し ︙	
	夜（帰宅〜寝るまで）	担当
	小学校のプリントチェック 時間割チェック 湯沸かし器の電源オフ ︙	
	土日祝日	担当
	土曜日に生協の注文 ︙	

Q16 治療がうまくいくために、家でできることはありますか？

A16 食事の工夫や口腔ケアで治療に備えた体調管理を行いましょう。

　がんと診断され、治療法も決まり、あとは治療を待つだけとなったとき、どうやって過ごしたらいいのかわからないと思う方も多いのではないでしょうか。「治療がはじまるまで不安で何も手につかない……」という人も少なくないかもしれません。ですが、**治療前の過ごし方で、がんの治療の経過や術後の改善が大きく変わることがわかってきました。**

　その1つが**食事**です。

　私たちは、食事から栄養を摂り、身体をつくっています。そのため、がんと診断されたときに「これまで食べたものが悪かったのではないか」と、食べてはいけないものに頭が向き、食事制限をされる方もいらっしゃるかもしれません。その一方で「がんが治る」と聞いて、1つの食材ばかりを摂ることもあるかもしれません。

　しかし、**がんが身体にある状態は、通常よりもエネルギーをたくさん使っているのです。**そのため、がんが進行すると、体重が減ってくることがあり、これを「がん悪液質」といいます。過剰な食事制限や、偏った食事は、栄養バランスを崩してしまう原因にもなります。**治療前に栄養状態をよくしておくことは、治療開始後に現われる副作用による身体へのダメージを少なくし、回復を早めることにつながります**（『がん治療前の食事のヒント　がん治療前の患者さんとご家族のために治療をはじめる前の栄養と食事Q&A』公益財団法人がん研究振興財団より）。

　また、栄養状態をよくしておくことで、一般に手術後の感染症を防い

だり、体脂肪のコントロールで、手術後の合併症を減少させたりすることができるといわれています。

ちなみに、「栄養状態をよくする」とは、「**自分に必要な量の食事をバランスよく食べること**」です。身体によいといわれる食品をたくさん食べることではないので、誤解しないようにしましょう。

一見遠まわりのように思えますが、継続は力なりです。

食欲がわかないという場合は、1日の食事の回数を5〜6回に増やしてエネルギーの高い食品や料理を取り入れるようにします。日本人はタンパク質が足らない人が多いので、赤身肉やとり肉なども積極的に取り入れるとよいでしょう。

逆に、体脂肪を減らしましょうといわれた場合はカロリーコントロールをしつつ、体力や筋力が落ちないよう注意しましょう。具体的な方法は、病院の管理栄養士などに相談をするとアドバイスがもらえます。

また、治療前の管理で大切なのが、**口腔ケア**です。

がんの治療中は、口の中にさまざまな副作用が現れる頻度が高いです。抗がん剤治療や放射線治療の場合だと、口内炎や、味覚の異常、口が渇きやすくなったり、歯の感染症が起きることがあります。手術の場合でも、全身麻酔の際に気管に通す人工呼吸器から肺の中に口の細菌が入ることで肺炎を起こしたりすることもあります。

大きな虫歯や歯周炎など、がんの治療中にトラブルになりそうなものがあれば、早めに応急的な処置を行うのと同時に、口の中の細菌を減らすために歯科でのクリーニングとセルフケアを行うようにしましょう。

🌐 YouTube「OncoloChannel」
　がんと口腔ケア(静岡がんセンター歯科口腔外科 部長百合草 健圭志先生)
https://youtu.be/6pE6QpzaU_o

がん治療を万全に行うために
──口腔ケアの大切さ

がん治療や手術に際し、実はとても大切なのが口腔ケア。でも、なぜ重要なのか、自分ではどんなケアをしたらいいのかわからない方も多いかもしれません。専門の先生に、口腔ケアの重要性を、改めて聞いてみました。

お話ししてくださった医師

宮城県立がんセンター　頭頸部内科　山﨑　知子先生

「がん治療で口腔ケアが大切」ということは、まだまだ浸透していないかもしれません。なぜ大切かというと、理由は３つあります。①副作用の悪化や合併症を防ぐため　②口腔内の感染症の予防のため　③口の中がサッパリして快適なため　です。１つずつご説明します。

①副作用の悪化や合併症を防ぐ

抗がん剤治療や放射線治療を受けると、口腔内の粘膜がただれることがあります。口内炎で食事をするのが大変な方もいらっしゃいます。口腔ケアで口内炎の悪化を防ぐことができます。

②口腔内の感染症を予防する

抗がん剤治療で白血球の数が減ると、感染症にかかりやすくなります。また、う歯や歯周炎があると、感染症の原因にもなります。がんの治療前に虫歯や歯周炎を治療し、毎日のうがいや歯磨きなどでケアをする。一般的な口腔ケアをすることで、感染症を予防することができます。

③口の中がサッパリして快適

　抗がん剤や放射線の治療中、歯磨きをすることさえもつらい時期もあるかもしれません。口の中をきれいにすると、それだけでサッパリして快適にすごせます。快適に感じるということは、治療中、とても大切なことです。

　がん治療中の患者さんにとって、口腔ケアはこれらの３点からとても大切なのです。特に、白血病の治療などで骨髄移植が必要な場合、頭頸部がんの放射線療法を行う場合、手術で全身麻酔をする方には、感染症予防や誤嚥防止のためにも口腔ケアは必要になってきます。

　とはいえ、すべてのがん診療連携拠点病院で口腔ケアの大切さが浸透し、歯科が併設されているかというと、そういうわけではありません。歯科が併設されていない病院もありますし、医師に口腔ケアの重要性が十分に伝わっていないことがあるかもしれません。その部分は、私たちの啓蒙活動がもっと必要なので、この場を借りて、患者さんには「がん治療とともに歯科の受診もしてください」ということをお伝えしたいです。

歯科受診の際にあるとよいもの

　がんの治療中と伝えると、街の歯医者さんによっては治療を断わられたり、難色を示されたりすることがあります。歯科医師からすると、がん治療中の方の治療や投薬は慎重にならざるを得ない、という側面があるからです。でも、せっかく歯科に行ったのに「うちではちょっと難しいです」といわれてしまうと、心が折れてしまいますよね。そうならないためには、主治医からの紹介状（診療情報提供書）があるとスムーズです。いま飲んでいる薬とその副作用、既往歴、がん治療のタイムスケジュールと副作用などが記載してあるので、歯科治療の際に役立ちます。

歯医者さんはかかりつけのところがあればそこがよく、なければ「がん診療連携歯科医名簿」という一覧がありますので、お近くのがん診療連携歯科医院を調べて行くといいと思います。

🌐 がん情報サービス　がん診療連携歯科医名簿（国立がん研究センター）
https://ganjoho.jp/med_pro/med_info/dental/dentist_search.html

　また、がん治療の主治医からの歯科受診の提案がない場合もあるかもしれません。そのような場合も、ご自身で「口腔ケアをしたほうがいいと思うのですが、歯科医院に紹介状を書いてもらえますか」と、相談してみてください。

自宅でのケアは歯磨きなどの基本をしっかり

　また、歯科での治療とともに、ご自分での歯磨きなどのセルフケアももちろん大切です。自宅での歯磨きでは歯ぐきや粘膜を傷つけないように注意します。普通の歯ブラシでは刺激が強すぎて磨けない場合は、スポンジブラシもおすすめです。副作用で唾液が減り、口の中が乾きがちな方は少しの水を口に含んだり、唇に保湿剤を塗ったりされることも大切です。入れ歯などの義歯を使っている方もいらっしゃると思いますが、義歯も自分の歯同様ていねいに扱い、歯ぐきのケアをして、清潔にしてください。

　ご自身でできる口腔ケアのポイントについて、宮城県内の関連団体と私たちで「歯科受診の勧め」という小冊子をつくって配布しています。PDFでもご覧になれますので、口腔ケアに取り組む方は参考にされてください。

🌐 「歯科受診の勧め」
https://www.miyashi.or.jp/iryourenkei/contents/wp-content/uploads/2017/06/20170317.pdf

　口内炎、口の渇きなど、がん治療中には口内に関する副作用が起こりがちですが、「口内炎くらいは仕方ない」と我慢する患者さんも多いです。でも、口内炎は口腔ケアで改善できますし、口内炎が改善すると生活の質は上がります。我慢するのではなく、主治医や看護師など、医療者に相談してみてください。

プロフィール

山﨑　知子（やまざき・ともこ）

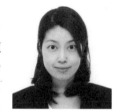

地方独立行政法人宮城県立病院機構宮城県立がんセンター頭頸部内科診療科長。国立がん研究センター東病院頭頸部内科勤務を経て2016年より現職。医師と歯科医師のダブルライセンスを有しており、がん患者の口腔ケア、医科歯科連携の普及のため、精力的に活動を行っている。

（本コラム以外の文責はがん情報サイト「オンコロ」にあります）

Q17 手術をした後、困ることはなんですか？

A17 縫合不全や浮腫などの合併症が起こることがあります。

　初期の固形がんの治療の場合、手術が最初の選択肢となることがよくあります。

　手術を選んだ場合、開胸や開腹か、胸腔鏡や腹腔鏡などの内視鏡を使うかといった方法の違いはありますが、いずれにしても起こりうるのが**合併症**です。

　手術の合併症とは、手術を受けることに伴って起こる、患者さんにとって不利益な症状で、手術後の早い時期に発症するものを指します。現代の医学をもってしても手術は100％安全ではありません。また、手術そのものはうまくいっても、合併症を避けることが難しいケースもよくあります。

　部位や手術の方法にかかわらず、共通して起こりやすい合併症は、手術部位の出血や感染、縫合不全、患部のそばの臓器の損傷、腸閉塞、アレルギー、これらに伴う発熱や内臓の機能障害などです。

　手術中あるいは手術後に出血があると、輸血や再手術などが行われることがあります。感染によって膿が出ている場合は、手術部位を小さく切開して膿を出す処置や抗生物質の点滴が行われます。

　縫合不全は、がんになっている部位を取り除き、正常部分同士をつなぎ合わせた部位がなんらかの理由でうまくつながらなかったものを指します。手術の手技が未熟で起こることもありますが、傷の治りが遅いときに起こることが多いです。たとえば、胃や大腸のような消化管の手術

であれば、消化管の中にある消化液や便が腹腔内に漏れてしまうことがあります。この場合は絶食や抗生物質の点滴などが行われます。

ほかにも、手術によって身体の一部を失うことでQOL（生活の質）が下がったり、見た目が変わったりすることで、喪失感に襲われ、うつになる場合もあります。たとえば声帯の切除で声が出なくなる、乳房、子宮や卵巣の摘出、勃起障害、排尿障害や排便障害などは、生活や患者さんのメンタルに大きな影響を与えます。

起こりうる合併症については手術前に説明がある場合もありますし、医師から説明がない場合は質問すれば答えてくれます。どんな合併症が起こりうるのか、その場合、どんな相談先や対処法があるのかを、手術前に調べておくことは、安心して手術を受けるために大切です。

手術で起こりやすい合併症

- 手術部位の出血や感染
- 縫合不全
- リンパ節の切除による浮腫、炎症
- 患部のそばの臓器の損傷
- 内臓手術後の腸閉塞
- 手術糸など手術に使う道具によるアレルギー
- 上記に伴う発熱や肺炎など

手術による主な後遺症

- 胃の切除後のダンピング症候群
- リンパ浮腫
- 排尿・排便機能の障害による人工肛門・人工膀胱の装着
- 性機能障害

手術に対する不安が大きいなら、治療前に主治医によく相談を

　手術を含め、治療はいったん受けると引き返すことはできません。別の治療法のほうがよかったと思っても、治療前と同じ条件でほかの治療を受けることは不可能なのです。だからこそ、治療の前に手術の目的、方法、術後に想定される痛みや合併症などについて、いま一度確認しておきましょう。

　最近では、手術前後のプロセスや回復の見込み、リハビリテーションなどを明記した「**クリニカルパス**」を渡す病院も増えています。クリニカルパスがもらえたら、それを見ながら、わからないことを外科医や麻酔科医、看護師、薬剤師に聞いてみましょう。

　自分は手術に対して何を望むのか、どんな合併症や後遺症が考えられるのか、その中で最も自分にとって避けたい合併症は何かを考えてみましょう。どうしても合併症や後遺症が気になるなら、手術以外の選択肢がないかもよく聞いてみます。たとえば、放射線科医に話を聞くのも一案です。もちろん放射線療法にも合併症はあるので、手術か放射線療法かは、よく吟味する必要があります。

　なお、一般的に、高齢であること、糖尿病や高血圧、肥満などの疾患がある人、喫煙者は合併症のリスクが高まります。手術前には持病の治療を継続し、禁煙することが重要です。ふだん使っている薬についても手術前に外科医や薬剤師に伝えておきます。

　クリニカルパスがもらえない場合は、次ページのように、入院時の時系列に沿って、自分が何を不安に感じているのかを整理し、外科医、麻酔科医、看護師、薬剤師に聞いてみましょう。

チェックシート

	外来手術前	手術当日	手術後	退院時
日付	／	／	／	／
食事	前日夜は21時までに済ませる	当日朝は流動食ならOK	2日目から食事予定	
薬	いつも通り飲む	朝は飲む		
入浴	OK	NG		
活動 運動	制限なし			
検査	レントゲン			
説明 医師の	入院後にある同意書忘れず			
症状	なし			
目標	元気に過ごす			

予定日を書きます

わかっていることを書きだします。空欄になっていて不安な箇所は医師や看護師に確認しましょう

Q18 抗がん剤の副作用が怖いです

A18 副作用が出るタイミングを確認し、予防策や出現後の対応策を準備しましょう。

がんの治療に使われる薬には、主に次の４つのタイプがあります。

（１）細胞分裂が激しい細胞に作用する**抗がん剤**
（２）がん細胞が持つ特有の分子に結合して作用する**分子標的薬**
（３）ホルモンが関係するがんに使われる**ホルモン療法**
（４）免疫療法の一種である**免疫チェックポイント阻害剤**

いずれの薬にも**副作用**が必ずあります。中でも抗がん剤は、ほかの薬に比べて効果の出る量と副作用が出る量との差が小さく（効果を狙うと副作用が出やすい）、現れる副作用の種類や強さには個人差が大きいのが特徴です。

抗がん剤の副作用には、自分で気がつきやすいものと、自覚症状がなく、検査をしないとわからないものがあります（次ページ図参照）。どんな副作用が起こるか、どのような対応策があるのか、またどんな状態になったら病院に行くのか、誰に連絡するのかなどをあらかじめ確認しておくことが大切です。

38℃以上の発熱、急な高血圧、脱水症状、ひどい下痢、持続する激しい腹痛、手足のしびれがあるときには必ず受診します。副作用が強い場合には薬の量を減らしたり、一定期間休薬したりします。体力や気力の消耗が激しいときには入院して様子をみることもあります。

　一方で、近年は抗がん剤治療の副作用を防いだり、和らげたりして、生活の質を落とさないようにする支持療法が進んできました。副作用としての吐き気・嘔吐にはあらかじめ制吐剤（吐き気止め）が処方されます。薬が合わない場合もありますので、制吐剤を飲んでも改善しない場合は、遠慮なく医師や看護師に相談しましょう。

　患者さんの中には、抗がん剤の使用前から副作用やそれによる治療の中止に対する不安を感じる人もいます。また、実際に吐き気、嘔吐や脱毛といった副作用を体験して、精神的に落ち込み、うつや引きこもりになることもよくあります。特に嘔吐は初回の抗がん剤の治療で経験すると、病院の建物など化学療法を連想するものを見たときに吐き気・嘔吐を感じる「予期性嘔吐症」が起こることもあります。

　ほかに、小児やAYA世代では抗がん剤の治療によって、将来子どもを持つことが難しくなる場合があります。治療前に卵子・精子の凍結保存などの対応策が取れるのかどうかも、主治医に確認しましょう。

抗がん剤の一般的な副作用

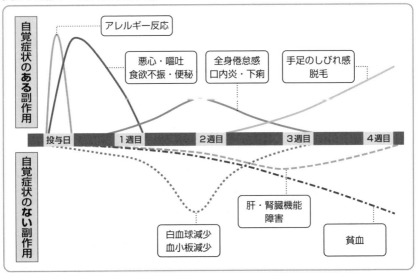

つらい症状は外来化学療法のスタッフや薬剤師に相談を

　抗がん剤の投与は、初回から外来化学療法室で行われるケースも増えてきましたが、高齢者や持病のある人は、初回の投与時や、前回の投与からの期間が空いたとき、薬が変わったときなどに入院する場合があります。若年者でも副作用が強いときにも入院するケースがあります。小児の抗がん剤治療は入院して行います。

　外来化学療法室には、抗がん剤治療にくわしい看護師などが常駐しているので、専門スタッフのサポートを受けましょう。

　看護師には、抗がん剤の使用に関して専門的に学んでいるがん化学療法認定看護師、がん化学療法専門看護師、薬剤師にはがん薬物療法認定薬剤師、がん専門薬剤師がいます。外来化学療法室だけでなく、病棟や薬剤部にいることもあるので、医療スタッフに聞いてみるといいでしょう。精神的な症状が強くなり、治療が継続できない場合には、精神腫瘍医や心理士などの心の専門家に相談します。また、保険薬局の薬剤師にも気になることがあれば尋ねるとよいでしょう。病院の医師や薬剤師とつないでくれることがあります。

経口薬（飲み薬）の飲み方や副作用は必ず確認

　がんの治療に使われる薬には、経口薬（飲み薬）があります。抗がん剤、ホルモン剤、分子標的薬などの一部は飲み薬として処方され、薬局で自分で受け取ることになります。

　飲み忘れたときはどうするか、体調が悪いときには飲むべきか、どんな副作用が出るのか、**どんな状態になったら病院に連絡すべきかを主治医、病院の薬剤師、かかりつけ薬局の薬剤師に必ず確認**しておきましょう。なお、処方薬を出す薬局の薬剤師は薬の名前から、がんの治療薬であることはわかっていますが、患者さんの病名やステージなどのくわしい病状は処方箋からはわかりません。がんの治療薬もほかの病気の治療薬とともに、かかりつけ薬局で受け取るようにして、電話相談にものっ

てもらいやすくしておくのがおすすめです。

自覚的副作用 （患者さん自身が気づき、苦痛や不快感を伴うもの）	他覚的副作用 （検査などで判る変化、程度が軽いうちは患者さんが気づかないもの）
吐き気（悪心）・嘔吐、口内炎、下痢、便秘、全身倦怠感、発熱、アレルギー反応、脱毛、色素沈着、爪の変形、浮腫（むくみ）、血管炎	白血球・好中球減少、貧血、血小板減少、心・肝腎機能障害、性腺機能障害

🌐YouTube（OncoloChannel）がんと支持療法（国立がん研究センター
東病院　放射線科　医長　全田　貞幹先生）
https://youtu.be/_U4VHD5kL3M

プロに聞きました

抗がん剤は怖いもの？　副作用の本当の話

「抗がん剤＝副作用が怖い」と思っていらっしゃる方もいるのではないでしょうか。吐き気、脱毛など、皆さんがイメージする副作用の多くは、抗がん剤の副作用ではないかと思われます。では、抗がん剤の副作用はどんなものがあり、なぜ起こるのでしょうか？　専門家の先生にお話をうかがいました。

お話ししてくださった医師
九州大学病院 呼吸器科 内科学　田中　謙太郎先生

がん細胞を薬で攻撃すると、
健康な細胞も大なり小なりダメージを受ける

そもそも、がん細胞というのは自分の細胞からできています。そのため、抗がん剤（薬）でがん細胞を殺そうとすると、どうしても正常な細胞にも影響を与えてしまいます。これが副作用です。特に、昔からある殺細胞性の抗がん剤は、「増殖が激しい」というがん細胞の特性を利用しているので、正常な細胞でも増殖が活発な細胞、たとえば髪の毛や皮膚、口の粘膜、腸の粘膜などが影響を受けます。

　ほかに、最近では分子標的薬や、免疫チェックポイント阻害剤など、新しいタイプの抗がん剤も使われるようになってきました。分子標的薬は、がん細胞は通常の細胞が遺伝子変異したものなので、その変異した遺伝子だけを狙う薬です。では、ほかの正常な細胞には影響がないかというと、薬剤は、正常細胞に存在する変異のない遺伝子にも作用しうるので、やはり副作用が起こります。免疫チェックポイント阻害剤の場合は、がん細胞を狙い撃ちにしようとするのですが、その際に免疫反応が起こってしまうので、副作用が起こります。

　つまり、**どのタイプの抗がん剤を使ったとしても、副作用自体は起こる**ということです。副作用の重さは、抗がん剤の濃度や効果によって変わってきます。

　前提として、近年は副作用のコントロールが重視されていて、昔のがん治療のように副作用に苦しみながら耐えることは少なくなっています。とはいえ、副作用は患者さんにとって未知のもの。怖いイメージがあることが多いので、代表的な副作用と、副作用が起きた場合にどうすればよいかをお話しします。

副作用の種類はさまざま、症状をメモして相談を

　起こりやすい副作用としては、殺細胞性抗がん剤の場合は、脱毛、口内炎や、下痢・嘔吐といった消化器の症状が自覚症状としては多いです。ほかには白血球が減る、貧血になる、などの採血検査で明らかとなる症状も多いのではないかなと思います。

　分子標的薬については、皮疹、手足口症候群や、薬剤による肺炎など、薬剤ごとに特徴的なものが多くあります。

　免疫チェックポイント阻害剤に関しては、頻度は非常に少ないのですが、臓器が自己免疫疾患のような反応を起こすことがあります。薬剤性の肺炎に加えて、膵臓の炎症なら糖尿病、肝臓なら肝炎、胃腸なら胃腸炎、神経なら神経炎や筋炎というように、各臓器で自己免疫の病気が起こる可能性があるのです。

　殺細胞性の抗がん剤、分子標的薬ともに気をつけなければならないのは、劇症の薬疹です。口の中や皮膚にやけどのような激しい炎症が起こる、スティーヴンス・ジョンソン症候群というのもあります。いずれの抗がん剤でも起こりうる薬剤性の肺炎も、治療が遅れると死に至ることがあります。あとは糖尿病も、免疫チェックポイント阻害剤で、劇症型と呼ばれる1型の糖尿病が起こることがわかってきました。

　怖い要素ばかりお伝えしましたが、これらは必ず起こるわけではありません。「副作用が劇症化することも、まれにある」と覚えておいたら、いざというときにうろたえずに済む、という程度で受け止めてください。

　これらの副作用などのことは、抗がん剤治療がはじまるときお渡しする、同意文書にも書かれています。**患者さんは同意文書をよく読んで、わからないことや不安なことは主治医に聞くようにしてください。**

　入院中であれば、副作用が重く出すぎている場合や、劇症化が疑われる場合は、看護師や医師がすぐに気づいて投与をやめたり、対処したりできます。

　通院治療で、副作用が重く出ていたり、大丈夫かなと心配になったりした場合は、症状をメモしてください。時間の経過と症状を記録して、病院にすぐお電話をくださるか、次の診察時に伝えてください。

　患者さんは主治医に副作用のことを話さない方が多いです。治療

の効果など、ほかに聞きたいことがあったり、副作用のことを話すのは悪いというような遠慮があったりするのかもしれません。でも、診察のときに医師に話してくださっていいですし、チーム医療ですから看護師や薬剤師に伝えてもらっても大丈夫です。

副作用の重さと治療の効果は比例しない

　また、「副作用が重いということは、よく効いているということだ」というふうに考えて、副作用が出ても我慢する人もいます。でも、それは殺細胞性の抗がん剤ではあまり関係がありません。副作用の出方は人それぞれなので、①効果が高くて副作用が低い方　②効果が低くて副作用も低い方　③効果が高くて副作用も高い方　④効果が低くて副作用が高い方という、効果2×副作用2＝4パターンが起こり得ます。やってみないことには、あなたの副作用はどの程度出ますよということは申し上げられないのですが、副作用と効果は比例しないことは確かです。

　一方、免疫チェックポイント阻害剤は、副作用が出る方は効果も出る、効果と副作用は相関するというデータがあって、論文も出ています。ですから、免疫チェックポイント阻害剤であれば、多少副作用が強く出ても、薬剤性の肺炎と糖尿病、激しい下痢などには気をつけながら治療を継続する場合もあります。とくに劇症型の闘病病は、発症直後は数時間で意識障害などになってしまうことがあります。危機を乗り越えれば、治療自体はインスリン下で継続できますが、死に至る恐れもありますので、細かな注意が必要になってきます。一方で重症化した肺炎や下痢が生じた場合、治療の再開はしませんので、そうならないように注意が必要です。きめ細かく注意し、対応するためにも、先述したように患者さんには症状やその経過の記録を心がけていただきたいです。

　かつては抗がん剤というと、つらい副作用に耐え、失いたくない

ものも失わざるを得ず……というイメージがあったかもしれません。しかし、抗がん剤は近年、めざましい進化を遂げている分野で、どんどん新しい薬剤が出てきています。ですから、がんの種類によって必ず使ったほうがいい薬剤もありますが、患者さんの希望や優先順位を踏まえて決められる選択肢も増えています。

　患者さんは、遠慮せずにお仕事のこと、脱毛についてなど、優先順位を考えていただいて、「これは守りたい（たとえば人前に出る仕事なので脱毛は困る。水仕事があるので痺れるのは困るなど）」という希望・優先事項があれば、教えていただきたいです。その上で、医師とよく相談して、決めていただくことが必要だと思います。

プロフィール

田中 謙太郎（たなか・けんたろう）

九州大学病院 呼吸器科 内科学 助教。2001年九州大学卒業。日本内科学会総合内科専門医、日本呼吸器学会呼吸器専門医、日本臨床腫瘍学会がん薬物療法専門医・指導医、日本がん治療認定医機構がん治療認定医。

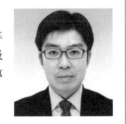

（本コラム以外の文責はがん情報サイト「オンコロ」にあります）

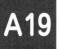

Q19 放射線治療は怖いイメージがあります。
どんな副作用が出るのですか？

A19 照射部位によりさまざまです。照射後、半年から
数年で出てくる副作用にも気をつけましょう。

　放射線療法は、主にX線やγ線、電子線をがん細胞に照射することに
よって、がん細胞にダメージを与え、がんを縮小・抑制する治療法です。
そのほかに体外から照射する方法や前立腺がんなどでは放射線の線源を
体内に入れる方法もとられます。**手術に比べると臓器の形や機能を残せ
るというメリットがあり、照射部をできるだけ絞って効果を高め、副作
用を軽減するために、さまざまな工夫がされています。**

　ただし、照射した部位によって、照射した範囲に副作用が起こる場合
や、倦怠感や貧血などが起こる場合があります。

　副作用は、主に照射直後から１カ月くらいの間に起こる**急性の副作用**
と半年から数年後に出てくる**晩期の副作用**に分けられます。

急性副作用の代表は肌の赤みやかゆみ

　照射直後から１カ月くらいの間に起こる、副作用のうち、代表的なも
のは、**照射した範囲の皮膚の赤みやかゆみ**です。治療後２週間から１カ
月くらいをめどに消えることが多いのですが、乾燥、汗をかきにくい、
炎症、皮膚が硬くなるといった症状が残ってしまうこともあります。

　予防には照射部位をかかず、お風呂などでもこすらないこと、刺激の
少ない石けんを使うこと、自分の判断で化粧品や軟膏、湿布などを使わ
ないことが大事です。

　倦怠感も出やすいため、無理せず休息をとる、睡眠を確保すると同時
に、軽い運動や趣味などでリフレッシュすることも大切です。

骨盤や胸骨、背骨に照射した場合、貧血が起こったり、感染しやすくなっていたりすることもあり、それが倦怠感につながっている場合もあります。

脳腫瘍や**頭頸部がん**などで頭部に放射線を照射したときには、照射をした範囲にのみ2週間後くらいをめどに**脱毛**がはじまることがあります。あらかじめ髪を短く切り、抜けた毛がちらばらないようにナイトキャップや帽子を準備します。刺激の少ないシャンプーを使い、ドライヤーの温度は低めにする工夫をしたほうがよいでしょう。

頭頸部や口の中のがんの照射では口腔粘膜が荒れたり、むくんで、食事や歯磨き、会話が困難になることがあります。とくに唾液腺が傷ついた場合には唾液が出にくくなり、回復しにくいケースもあります。粘膜の刺激を避け、食事はよくかんで食べるようにします。虫歯や歯周病になりやすいので、照射前から歯科の診察を受け、照射後もチェックしてもらうことが必要です。

吐き気・嘔吐や下痢、食欲不振は消化器への照射で起こりやすく、吐き気が強いときは無理に食べることを控え、調子のよいときに消化のよいものを少量ずつ頻回に食べるようにします。水分の補給も大切です。

放射線治療後に時間が経ってから副作用が現れることも

放射線治療の半年から数年後に副作用が現れることがあり、晩期の副作用といいます。

起こる頻度は高くないのですが、それが放射線照射の影響であることに気づかない場合もあるので注意が必要です。身体の変化や気になったことがある場合は、主治医に伝えましょう。

放射線治療の晩期障害には、放射線治療直後の肺炎や肺線維症（肺の線維化）や、放射線治療後10年以上経過してからの神経障害や内分泌系の障害などがあるほか、がん種によってもさまざまです。また、2次がんがごくまれに起こることもあります。

がん種ごとの晩期障害ではたとえば、食道がんでの放射線治療後の放射線心膜炎（心臓を包む膜に起こる炎症）、前立腺がんでの放射線治療後の出血性膀胱炎、リンパ浮腫、乳がんの放射線治療後の肺炎や粘膜の乾燥、神経の損傷による筋力低下や感覚の鈍化などがあります。

　また、小児やAYA世代の患者さんが腹部の照射を受ける場合には、手術の後遺症と同じく、将来子どもを持つことが難しくなる場合があります。卵子や精子の凍結保存、照射の際に卵巣をよける、などの方法を採ることができるケースもあるので、あらかじめ主治医、放射線科医や看護師によく聞いておきましょう。

プロに聞きました

知っておきたい放射線治療とその副作用

がんの標準治療の１つである放射線治療。でも放射線というと「なんとなく怖い」というイメージがあったり、手術や抗がん剤と比べて未知のもの、謎のもの、というイメージを持つ方も多いのではないでしょうか。放射線治療の特徴と副作用について、専門の医師にお話を伺いました。

お話ししてくださった医師
国立がん研究センター東病院 放射線治療科 医長　全田 貞幹先生

放射線は肉を切らせて骨を断つ治療法

　日本人の多くは、放射線を「怖いもの」「身体に悪いもの」と考えているようです。そのイメージはあながち間違いではありません。放射線治療は、がんがある部位に放射線を照射し、その部位の細胞のDNAを損傷させることで効果を期待するものです。

　つまり、放射線を当てた範囲の細胞全体にその効力は及びますから、がん細胞だけでなく、健康な細胞も損傷させます。これが副作用です。

　放射線は皮膚の上から照射するので皮膚炎は必ず起こる副作用です。ほかには、口腔内のがんに照射する場合は粘膜のただれも副作用として起こりますし、爪なども副作用が出やすい傾向にあります。放射線治療では、ある程度の副作用は避けられないともいえます。

　では、身体に悪いものをなぜ治療に使うのかといえば、当然、効果があるからです。その意味で放射線治療は、「**肉を切らせて骨を断つ」がん治療**といえます。

　放射線にはいくつかの種類があり、最も長く使われているのはＸ線治療で現在も使用されています。昨今では重粒子線、陽子線などが新しい放射線治療として注目されています。

副作用の種類

　では、放射線の副作用にはどんなものがあるかというと、時期では治療直後の急性期に出るものと、時間が経ってからの晩期に出るものがあります。

　症状は、照射する部位によってさまざまです。脳腫瘍の治療として頭に照射すれば、脳の浮腫やそれによる頭痛、吐き気などが起こることもあります。口腔内に当てれば唾液が出にくくなって、結果虫歯や歯周病になりやすくなったり、顎の骨が溶けたりすることもあります。肺であれば間質性肺炎には注意が必要ですし、前立腺周囲に当たればED（勃起障害）や排尿障害が起こる場合もあります。乳房に照射して、肌が硬くなるなどの悩みを持たれる方もいます。

　普通の放射線と重粒子線や陽子線では、重粒子線のほうが、副作用が出たら重い傾向にあります。また、同じ放射線でも、照射の仕方によって違いがあります。たとえば１回２Gy（放射線治療の強さの単位）の放射線を15回当てるのと１回10Gyの放射線を３回当

てるのでは同じ合計30Gyですが副作用の種類や出方が違うわけです。

　ご説明した通り、放射線の性質上、当てた部位が「そこだけ弱くなる」＝「程度の差こそあれ、副作用が出る」のは避けられません。
　出てしまった副作用に対しては、症状ごとに対処していくことになります。炎症やただれがひどい場合は塗り薬が処方されたりする場合もありますが、肌のケアや歯磨きなど、自分でできる努力も大切です。ほかに、**体重の変動は患者さんの体の状態のバロメータになります**から、**体重管理はこまめにしましょう**。放射線治療をはじめて何キロ減った、もしくは**最近体重が急激に減った**などの場合は、**主治医に相談してください**。
　また基本的なことですが、**放射線治療の副作用に関する主治医の説明はよく聞く、渡された書類はよく読む**などして、**自分でしっかり理解しておくことが、実は大事です**。何もわからず「苦しい」と思うのと、「例の副作用だな」と思うのでは、心の負担が全く違います。

患者さんは「はじめてで不安」でも、医療者は知っている

　放射線治療を受けるとなると、「はじめてだから心配で」とおっしゃる方もいます。
　しかし、**患者さんにとっては「はじめてで怖い治療」**でも、**医療者からすれば「これまでに何度も経験している、標準的な治療」**です。また、放射線治療の歴史は意外と長く、100年以上の蓄積があります。患者さんの副作用の出方、その対処なども、医療者は過去にも経験していて、対処法も知っています。ですから、放射線治療での不安、現れた副作用への不安などは、医療者にどんどん相談してください。
　一昔前は「放射線治療医は冷たい」というイメージもあったようですが、いまは違います。多くの放射線治療医は患者さんにご自分

の治療や症状を理解してもらいたいと思っていますし、そのための説明は惜しみません。主治医が話しかけづらくても、チーム医療になっているので看護師や放射線技師に聞いてもらっても、有益なアドバイスを差し上げられます。

　また、「放射線の先生は副作用を訴えても、治療を変えたりやめたりしてくれない」という経験をされた方、これからされる方もいるでしょう。それは放射線治療が、**「短期決戦で治しにいく治療」**だからです（一部例外の放射線治療もありますが一番多いのはこの方法です）。治療期間は1カ月から2カ月、その間に徹底的にがん細胞を攻撃する。そのためには、副作用による体の負担と放射線の効果、そのバランスを見ながら治療をやり切ることが大切なのです。

　ですから、「副作用がつらいと訴えているのに、先生が治療をやめてくれない」ときは、「あなたの肉体的にはまだ耐えられるので、いまここで治療の手を緩めるよりは、放射線治療をやり切ったほうがいい」と医療者が判断したということです。体がつらくて到底安心できないかもしれませんが、不安には思わず、治療を頑張ってほしいと思います。

プロフィール

全田 貞幹（ぜんだ・さだもと）

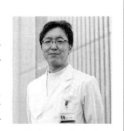

国立がん研究センター東病院放射線治療科医長。2000年防衛医科大学校卒。2014年東京医科歯科大学大学院医歯学総合研究科修了、医学博士。静岡県立静岡がんセンター消化器内科研修医、同センター放射線治療科非常勤医師を経て、2006年国立がんセンター東病院放射線治療科医員、2015年より現職。2015年より国立がん研究センター中央病院支持療法開発部門を兼務し、2019年より領域Ⅱ（支持/緩和領域）チーフディレクターを務める。専門は放射線治療、頭頸部がん、支持療法。

（本コラム以外の文責はがん情報サイト「オンコロ」にあります）

Q20 手術の後遺症や抗がん剤、放射線治療の副作用で食欲が低下し、やせてきました。体重を維持したいのですが、どうしたらいいですか?

A20 後遺症や副作用に合わせた食事摂取を。

がんの治療ではその後遺症や副作用で体重が減少することが少なくありません。

たとえば胃がんの手術では術後に胃が小さくなり、どうしても食べられる量が減ってしまうので、体重減少は避けられません。

また、大がかりな手術だった場合は術後しばらくの間、入院を余儀なくされますが、その療養期間の運動量減少などで筋肉が減って体重が減少することもあります。

一方、抗がん剤の治療では、薬の種類によっては激しい吐き気や胸やけのような気持ち悪さ（悪心）で食欲が低下しますし、放射線治療では一部正常な部位へ放射線が当たることで放射線宿酔と呼ばれる疲労感、食欲不振などが起こります。

あまりに急激な体重減少は、その後の治療へも影響します。一般に抗がん剤治療では急激な体重減少があると治療効果が低下したり、副作用が強く出たりするなどの現象が起こることが知られており、場合によってはどの程度長く生きられるかなどの生命予後にもかかわってくるとの報告もあります。

🌐 がん医療における栄養（認定NPO法人キャンサーネットジャパン）
https://www.cancernet.jp/eiyou

まずは、こうした後遺症や副作用が原因の食欲不振の場合は主治医に

相談してなるべく副作用が出にくい治療方法や副作用そのものを軽減する治療を行ってもらいましょう。その上で**日常的な食事については、「食べられそうなときに食べたいものを食べる」**が基本となります。バランスがよい食事を適量食べられるのが理想ですが、あまりこだわりすぎて逆に心理的に不安が増したりするのはよくありません。

　また、一度にたくさん食べようとせず、食べられるときに食べたいものを食べられる分だけ食べるという感じで**1日3回にこだわらずにこまめな食べ方をするのも効果的**です。また、食べたときに気持ち悪くなりやすい場合は、量を少なめにする、においが気になる食材は避ける、**消化が悪くて胃腸への滞留時間が長い繊維質の多いものや脂肪の多いものは避ける**などの配慮も必要でしょう。

　食事や体重の悩みは病院にいる管理栄養士などに相談すると、適切な食べ方や食べ方の工夫などの情報を教えてもらえます。
　それ以外では、市販や医療用の栄養補助食品や栄養補助剤を利用するという方法もあります。こうしたものは少量で効率的に栄養が摂取でき、味やにおいなどの面で食べやすさや飲みやすさがかなり工夫されているものも少なくありません。
　ドラッグストアなどで購入できるものもありますが、特定の通信販売限定ものなどもあります。インターネット上などで数多くあるそうした商品の真偽を、何も知識がない状態で判断するのはかなり難しいと思います。自分1人で探すのはやはり不安という方こそ、こうした病院にいる経験豊富な管理栄養士の方に相談して自分の状況に合うものを紹介してもらいましょう。どこに**相談すればよいかわからない方は、がん相談支援センターや医療連携室などで相談**してみてください。

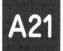

Q21 この先のことを考えると、気持ちが落ち込み、不安で眠れません。どうしたらいいですか？

A21 誰でもある経過です。抱え込まず表に出しましょう。専門機関もあるので候補の１つに。

　がんと診断されて衝撃を受けない方はまずいないといっていいでしょう。かなり治療は進歩してきたとはいえ、がんという病気は時として生命の存続にかかわる病気だからです。

　そしてこうした心の苦しみや気分の落ち込みは診断時にとどまらず、治療方針が決定したとき、治療中に副作用が起きたとき、治療法を変更するとき、再発したときなど、さまざまな局面で何度も起こるものです。
　もっとも、人の身体には心身の変化に対応してその影響を一定範囲内に抑えようとする、あるいは回復させる力があるため、こうした心理的な影響は時間とともに回復していくことが少なくありません。
　ただ、そうした影響を与える原因がこれまでの日常生活の中で起こる変化に比べて大きすぎると、時として回復が遅くなり、さまざまな心身の症状が出ることで日常生活にも支障をきたすことがあります。
　こうした症状は心理面では気分の落ち込みが激しい、これまで持っていた興味や関心が失われる、仕事・人づきあいなどが億劫になる、ちょっとしたことでもイライラしたり怒りを爆発させたりする、集中力が低下して何をしても能率が悪くなるといったものなどがあります。
　また、身体面では眠れない、食欲がなくなる、微熱が出る、疲労感が抜けないなどの症状がみられます。

　自分でできる対処法としては、信頼できる人に話を聞いてもらう、不

安などを書き出して心の整理をする、治療やこれまでの日常生活とは違うことに時間を使ってみる、などがあります。

　もっともこれら心身の症状が自分自身での対処などでも改善しないあるいは自分自身で何とも対処できないという場合は**必要以上に我慢せず主治医などの医療従事者に相談しましょう**。こうした場合は、がんに伴う適応障害、うつ病の可能性もあるからです。特に治療に関する疑問や不安が大きな原因になっている場合は、主治医や看護師、薬剤師など関連する医療従事者に相談することで症状が改善するケースも少なくありません。

　主治医や病院に対する不安を、医師や看護師に打ち明けづらいという方もいるでしょう。その場合はご家族が代わりに相談する、もしくはがん相談支援センターに相談するなどもよい方法です。

　がん治療の専門病院などでは、がん相談支援センターに臨床心理師が配属されているところも増えてきました。また、病院によっては緩和医療専門チームがこうした問題に対処している場合もあります。

　ちなみに「緩和医療」という言葉を聞くと、がんの末期の人のための医療と考える人も多いようですが、**緩和医療はがんと診断された患者さんの心理面のケア、治療に伴う副作用の軽減対策なども含むもので、決して末期の心身症状の対策のみに限定したものではありません**。

　一方、**精神腫瘍科（サイコオンコロジー科）**などの専門診療科を設置しているところもあります。

　精神腫瘍科とは、がん患者さんの適応障害やうつ病の治療を専門的に行う診療科で、具体的な治療法としては抗うつ薬、抗不安薬、睡眠導入薬の処方、心理療法、リラクセーションなどがあります。まだ、精神腫瘍科は設置されている病院が少ないため、こうした専門診療科がある病院ではほかの病院でがんの治療中の患者の心理的な症状の治療やケアも受け入れています。

がんの場合、その療養につきそう患者さんの家族がこうした心理的な症状を示すこともあります。

　こうしたときも、がん相談支援センターなどに相談することは可能です。

　患者さんの治療を円滑に行っていく上で、それを支えるご家族の存在は極めて重要で、先述した通り、ご家族を「第2のがん患者」と呼ぶ専門家もいるほどです。

　専門の病院の中には「家族ケア外来」なども設けているところもあります。心理的な不調は治療の継続に大きな影響を及ぼすことが少なくないので、我慢せずに主治医などに訴える姿勢は必要です。

　ご自分で精神腫瘍科を探されたい場合は、日本サイコオンコロジー学会のウエブページで、登録医を探すことができます。登録医は、日本サイコオンコロジー学会が一定の基準を満たす精神腫瘍医を「登録精神腫瘍医」として認定している制度で、認定されている医師です。

🌐一般社団法人日本サイコオンコロジー学会　登録医リスト
https://jpos-society.org/psycho-oncologist/doctor/

Q22 抗がん剤治療中に「がんに効く」という漢方薬やサプリメントを飲んでも大丈夫ですか？

A22 治療薬の効果や副作用に影響があることも。まずは主治医に相談を。

　「○○がん　サプリ」と検索窓に打ち込むと、広告に次ぐ広告、さまざまなサプリメント・健康食品が紹介されていて、驚かれることでしょう。サプリメントのほかにも、漢方や鍼灸、ヨガで○○がんの副作用が軽減した、ホメオパシーで○○がんの痛みが軽減したなど、いろいろな情報がインターネット上にはあふれています。「○○療法でがんが消えた！」などの広告を目にすることもあるかもしれません。漢方、鍼灸、ヨガ、ホメオパシー、免疫療法をうたう治療法……これらは「**補完代替療法**」と呼ばれます。

　この本のスタンスとしては、補完代替療法を全否定はしません。医学的に確かな情報を発信するがん情報サイト「オンコロ」としては、それらの治療法の多くは、エビデンスがないといわざるを得ません。しかし、望みをかけてそれらの治療法に挑戦されている患者さんがいる以上、全否定するものではありませんし、漢方や鍼灸、ヨガでは一部のがんの一部の症状に対して一定の効果があるというエビデンスがあります。

　前提が長くなりましたが、サプリメント、健康食品などを使用したい場合も、そのほかの補完代替療法を受けたい場合も、まずは主治医や薬剤師に相談しましょう。薬との相互作用で薬が効きすぎたり、副作用が出たりする場合があるからです。

　日本緩和医療学会は補完代替療法に関して、十分な医学的根拠があるかどうかを調べた『がんの補完代替療法クリニカル・エビデンス（2016

年版)』（以下、クリニカル・エビデンス）を発行しています。

この本には、健康食品に関する複数の臨床研究をまとめて検討したシステマティック・レビューの結果が掲載されています。

それによると、調査したがん患者806例のうち、約53％にのぼる433例が医薬品と健康食品を併用していました。そのうち、医薬品と健康食品が相まって身体に不調をきたす可能性がある例は13.9％（60例）という結果になっています。

相互作用のリスクがある健康食品としてはニンニク、緑茶、ヤドリギ、中国ハーブ、鉄、セント・ジョーンズ・ワート（セイヨウオトギリソウ）、ショウガ、朝鮮人参などが挙げられています。

このクリニカル・エビデンスでは、さまざまな補完代替療法についてその結果から、「がんに伴う身体症状を軽減するか？」「がんに伴う精神症状を軽減するか？」「全般的なQOL（生活の質）を改善するか？」「何らかの望ましくない有害事象を引き起こすか？」「検査・治療等に伴う有害事象を軽減するか？」「予後を改善するか？」という各命題について現時点での評価を示しています。

これらの要件を踏まえて、気になるサプリメントがあり、そのサプリを飲むか飲まないかの判断をするのは、患者さんひとりの力では難しいと思います。まずは主治医にご相談することをおすすめします。

なお、がん治療に従事する医師の中には、サプリメントに肯定的な意見を持つ人は少ない、むしろ否定的な人が多い、ととらえて間違い無いと思います。積極的に「いいと思いますよ、ぜひ飲みなさい」という反応が医師から返ってくることは少ない、と考えておきましょう。

それでも「あなたが飲みたいなら飲んでもいい」といわれたら、そのサプリメントに少なくともデメリットはないということです。

反対に、「**そのサプリメントは薬との飲み合わせがよくないので、飲まないでください**」と反対された場合は、医師の言葉に従いましょう。

主治医と相談して「あなたが飲みたいなら飲んでもいい」というよう

な、どちらかというと消極的な肯定を得た場合は、治療に悪影響がないと考えられます。その上で、患者さんやご家族が日常生活で必要な支出を抑えることなどなく、経済的に負担できる範囲のものならば、個々人の判断で使用しても構いません。

　また、その場合は処方されている薬などを購入している保険調剤薬局などでもサプリメントや健康食品を扱っていますので、そこで薬剤師さんに相談することが望ましいでしょう。たとえ医師が反対しなかったとしても、生活を脅かすほど高額なサプリメントに関しては注意するべきです。「命はお金に代えられない」という気持ちになるのはもっともですが、似たような成分、効能で、価格がより抑えられたものもあるかもしれません。その場合も、「こういう成分のサプリメントを飲んでみたいが、もっと購入しやすい価格のものはないだろうか」と、薬剤師さんに相談するとよいでしょう。

プロに聞きました

補完代替療法について知っておいてほしいこと

鍼灸、漢方、健康食品、サプリメント……これらは補完代替療法と呼ばれます。がんについて情報を検索すると、これらの広告が目についたり、がんだと伝えると、親戚や親しい人が補完代替療法をすすめてきたり、ということがあります。がん治療をスムーズに進めるためにも、知っておくべきポイントを、補完代替療法研究の専門家に聞きました。

お話ししてくださった医師
島根大学医学部附属病院 臨床研究センター　大野　智先生

実は、きちんとした定義がない「補完代替療法」

がん治療を開始すると、自然と目に飛び込んでくる「補完代替療法」という言葉。でも、実は日本には、「補完代替療法」の明確な定義はないのです。補完代替療法とされるものを、日本では「統合医療」と呼んでいます。「統合医療」については厚生労働省が定める位置づけが説明されて、eJIMというサイトにまとめられていますので、くわしく知りたい方はご覧ください。

🌐eJIM（厚生労働省『「統合医療」に係る情報発信等推進事業』）
https://www.ejim.ncgg.go.jp/public/index.html

　がん患者さんや読者の皆さんは、補完代替療法、統合医療の効果や、副作用について、疑問に思うことがあるのではないでしょうか。ここでは代表的な疑問についてお答えします。

補完代替療法・統合医療に効果はあるの？
どんな治療法を選べばいいの？

　効果があるのかどうかの判断材料として、人を対象とした臨床試験の結果（科学的根拠）があるのかを調べることが重要です。皆さんが病院で受けるがんの標準治療（手術、抗がん剤治療、放射線治療など）は臨床試験で効果が証明されています。一方で、補完代替療法・統合医療は、近年、研究が進められてきているものの標準治療と比べると十分に検証されていないのが現状です。なお、これまでに補完代替療法を用いた臨床試験で証明されている効果は、治療に伴う副作用を軽減したり、病気の進行に伴う症状を緩和したりというものがほとんどで、がんに対する直接的な効果（がんの縮小効果、生存期間延長効果など）が認められたものは現時点ではありません。
　では、どんな補完代替療法を選べばよいのでしょうか？　科学的根拠の有無は判断材料の１つになることは間違いありませんが、それだけで杓子定規に決まるわけではありません。それ以外にも「利用できる費用・時間・労力（資源）」「自分がしたいことや望むこと

126

（好み・価値観）」なども考慮する必要があります。たとえば、身近な例として、"降水確率30％"という数字（科学的根拠）に対して、"傘を持っていく"あるいは"傘を持っていかない"という判断は、人によって異なってくるでしょう。また、同じ人であっても、時と場合によって判断を変えることもあるかもしれません。

　ここで悩ましいのは、「資源」「好み・価値観」は人によって異なる点です。そのため、同じ科学的根拠を目の前にしても、補完代替療法を利用するのかしないのかの判断が、人によって異なってくることになります。さらに、がんという命にもかかわる病気と診断されたとき、人は誰しも、思いつめたり切羽詰まったりした状況に陥り、冷静に判断できなくなる可能性があります。ここで重要になってくるのは、ひとりで悩まないということです。補完代替療法の利用に関することだけでなく、療養中の不安なども含め、主治医や看護師・薬剤師などに相談することを是非心がけてください。

補完代替療法・統合医療の注意点

　補完代替療法・統合医療には、注意点もあります。代表的な点を3つ紹介します。

注意点①　健康被害

　「健康食品は食品だから安全だろう」「鍼灸の副作用はないだろう」……このように思っている人はいないでしょうか？　食品であってもアレルギーや量の問題で健康被害を起こすことがあります。また、健康食品が一緒に服用している薬の効果を強めたり弱めたりすること（相互作用）もあります。鍼灸も、がんの治療（抗がん剤、放射線治療）で白血球や血小板が減っていると、感染や内出血のリスクが高まる恐れがあります。

　ともすると体に優しいと思われている補完代替療法も、健康被害（副作用・相互作用）があったり、利用してはいけない状況があっ

たりすることを覚えておいてください。

注意点②　経済被害

　補完代替療法は健康保険の対象外ですから、かかる費用は全額自己負担です。金額によって利用の可否を線引きできるものではありませんが、家計への負担を感じるようであれば、利用しないという判断も必要です。実際、国民生活センター等のデータベースによると、健康食品や健康器具でのトラブルで最も多いのは、契約や請求などの経済的トラブルです。

　また、人間の心理として「高額なものほど効果がありそう」と捉えられがちですが、医療に関しては「高額な治療法の方がよく効く」ということはありません。また、「一度、お金をかけたのだから、ここで止めたらもったいない（サンクコスト効果）」にも注意が必要です。「もったいないから」と続けても効果があるとは限りません。利用する前に経済的な問題点についても一度立ち止まって考えてもらえたらと思います。

注意点③　機会損失

　補完代替療法の中には、標準治療を否定しているものがあります。「手術は体を傷つける行為」「抗がん剤は毒薬」「放射線治療で放射線を浴びてがんになる」などという言説に惑わされ、病院で治療を受けるタイミングが遅れてしまうと、本来、メリット（治療効果）として得られていたかもしれない機会を失うことにつながりかねません。

　病院で行われている標準治療を否定して、自らの優位性を主張しているような補完代替療法には近づかないというくらいの心構えが必要です。

補完代替療法・統合医療を受けたいと考える皆さんへ

　ここまで補完代替療法の概要と注意点を駆け足でお話してきました。患者さんあるいはそのご家族に一番お伝えしたいことは「**ひとりで悩まず、医療者に相談してください**」ということです。

　これまでの調査で、補完代替療法に期待していることは「精神的な希望」が最も多いことが明らかになっています。これは裏を返せば、患者さんが抱える不安や悩みに医療者がきちんと向き合えば、補完代替療法を利用しなくても済むことを意味しているのかもしれません。ただ、そのためには患者さん自らが何に悩んでいるのか声をあげる必要があります。「なぜ自分が病気になったのか後悔の念に苛まれている」「自分の選択した治療がベストだったのか葛藤に苦しんでいる」「自分の将来が不安でたまらない」など主治医をはじめ看護師、薬剤師、栄養士などの医療者に相談したり、がん相談支援センターなどの相談窓口などに足を運ぶことをためらわないでください。そのうえで、もし補完代替療法の利用を検討するときも、医療者に相談することを忘れないでもらえたらと思います。

プロフィール

大野 智（おおの・さとし）

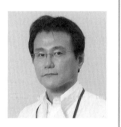

島根大学医学部附属病院臨床研究センター教授。1998年島根医科大学（現・島根大学医学部）卒。同大学第二外科（消化器外科）入局。健康食品、鍼灸などの補完代替療法に詳しく、厚生労働省「『統合医療』情報発信サイト［eJIM］」の作成に取り組むほか、日本緩和医療学会ガイドライン統括委員（補完代替療法分野担当）も務める。

（本コラム以外の文責はがん情報サイト「オンコロ」にあります）

Q23 運動はしたほうがいいでしょうか？

A23 がん療養中の運動は推奨されています。

　実はがんの療養中は運動が身体的に良好な結果をもたらすという研究が数多く報告されています。欧米のガイドラインや日本リハビリテーション医学会のガイドラインでは**全身持久力の改善を目的とした有酸素運動（いわゆるウォーキングやランニング）、四肢や体幹の筋力増強を目的とした抵抗運動（いわゆる筋肉トレーニング）が有効**だとしています。これらのガイドラインでは、一般に成人、高齢者ともに中等度の身体活動を週150分、高強度の有酸素運動を週75分、中〜高強度の抵抗運動を週2回以上行うことが推奨されています。

　中等度の身体活動とは早足で歩く、ストレッチをするなどの、少し呼吸がはずむような運動のことです。それを週150分であれば、1日換算では20分強。早足で駅やスーパーまで歩くだけでも達成できます。

　また、たとえば手術で切除しきれるような早期のがんであっても、運動は手術後の回復の速さや合併症の発生頻度を減らすことに有効と考えられています（がん情報サービス　がんの療養とリハビリテーション）。

運動で死亡率が低下する可能性も

　過去の研究のシステマティック・レビューからは乳がん患者と大腸がん患者で運動が死亡率を低下させる可能性があるとの報告もあります。ただし、この死亡率低下に関する研究報告はまだ研究の数の少なさや研究方法の限界もあるため、死亡率を低下させるとまでは断言できず、あ

くまで可能性があるというレベルにとどまっています。

それ以外にもがんに伴う症状として、乳がんや頭頸部がんでの治療に関連した肩の痛み、前立腺がん患者での尿失禁、乳がんや肺がん、血液がんの治療中・治療後の倦怠感の軽減に運動が有用であるとの報告もあります。

また、がん治療中に、がんが身体の栄養を奪い取ってしまってしまい、栄養状態が悪化していく「**がん悪液質**」に至ると、急速に予後が悪くなることがわかっています。いまのところ、がん悪液質に有効な、決定打となる治療法はないのですが、**がん悪液質に至る原因の1つに、骨格筋量（筋肉の中でも筋トレなどの運動によって発達する筋肉）の持続的な減少がある**とされています。骨格筋量の持続的な減少を予防、食い止めるには、栄養療法や心理的な介入とともに、運動療法を行うことが有効な可能性があると考えられています。

どんな運動が最適かはかかりつけの病院に相談して

「運動のメリットはわかったけれど、どんな運動がいいのかわからない」という方も多いかもしれません。

個々の患者さんがどのような運動をするのが適切かは、患者個人ではなかなか判断できないものです。その意味では治療をしている病院の理学療法士などに相談するのが望ましいでしょう。

そもそも運動は、健康な人でもなかなか継続が難しいものであることは多くの方がご存知かと思います。

身体のどこかに痛みがある、以前と比べて持久力が落ちているなど、がんの治療中や治療後であれば、身体のどこかに違和感を覚えている方も多いので、運動そのものに余計に慎重になりがちでしょう。

がん患者のリハビリテーションに従事しているこうした医療従事者に相談し適切な運動のプログラムを教えてもらうことが無理なく継続できるコツの1つといえます。

YouTube「OncoloChannel」

がんとリハビリ（慶応義塾大学 医学部 リハビリテーション教室 辻 哲也先生）

https://youtu.be/e5icO6Z6nVQ

プロに聞きました

がん治療中に運動をしてもいいですか？

「病気のときは安静にしましょう」と幼い頃からいわれてきたという方も多いはず。がん治療中も極力安静にしていたほうがよい気がしてしまいますが、実は、がん治療中の運動はよい効果をもたらすことがわかっています。リハビリや運動療法の専門家にお話をうかがいました。

お話ししてくださった医師

慶應義塾大学　医学部　リハビリテーション医学教室　辻　哲也先生

運動は、しないよりしたほうがいい

　患者さんに運動療法やリハビリのお話をすると、必ず聞かれるのが「闘病中に運動していいのですか？」ということです。結論から申し上げますと、動けるならしていけないことはありません。治療中も体を動かして、できるなら運動はしたほうがいいです。

　もちろん、体の具合が悪いときには静養してください。とはいえ、抗がん剤や放射線の副作用の１つである全身のだるさは、運動しているほうが改善するというエビデンスもあります。ケースバイケースのため、ご自身の体調を見て、主治医の指示もあおぎながら、運動できそうならするのがおすすめです。

運動は、患者さん自身が能動的にがんに立ち向かう手段

「運動はいいのでしてください」といわれても、これまで運動習慣がなかった方が、がんになってからいきなり運動するのは難しいですよね。「そもそも運動ががん治療にプラスだなんて半信半疑」という方もいらっしゃるでしょう。

がんの治療中に運動することのよい効果は、いくつか認められています。初期のがんの治療をされた方では、手術後、社会復帰までの時間が短くなること、再発のリスクが減ることが確認されています。緩和ケアに入られた方も、できる範囲の運動をすることで体の機能を保持できます。また、運動とともに栄養をとることで、がん悪液質による症状を悪化させない可能性が高まります。

がん悪液質とはわかりやすくいうと、がん細胞が出すいろいろな有害物質が体全体に悪影響を及ぼす状態です。その有害物質が脳に悪影響を与えると食べられなくなり、筋肉が分解され、やがて歩けなくなります。歩けないほど体が弱るとがん治療ができなくなりますから、がん悪液質への対策は、非常に重要です。そのためにできるのが運動と食事、栄養をとることです。

普通、がん治療は主治医をはじめ、医療者が行うもので、患者さんが能動的にできることは少ないですよね。でも、運動して栄養をとり、がん悪液質にならないよう体調を維持することに関しては、患者さんが自分で努力できます。**運動と栄養は、がん治療の中では数少ない、「患者さん自身ががんに立ち向かう手段」ともいえるのです。**

目安は「少し物足りないくらい」を継続する

どんな運動をすればいいかというと、症状にもよりますが、日常生活はおおよそできる人なら、有酸素運動と筋力トレーニングの組

み合わせが基本です。

　有酸素運動は速歩きでも、ジョギングでも、自転車でも水泳でも、そのときできる運動で結構です。

　運動の負荷量は、ラクだなと思う程度から、ちょっとキツイくらい、会話はできるけど歌は歌えない程度で、ちょっと汗をかいて体が温たまるくらい続けられるとよいです。週に合計150分の中等度の運動、たとえば、毎日30分の速歩きを週5日行うことが推奨されています。筋力トレーニングは腹筋運動やスクワットなど上半身や下半身の10種目の筋トレを各10回、おもりやゴムバンドも活用して、ちょっとキツイくらいの負荷量で週2～3回できるとベストです。

　つらくて続けられないようでは本末転倒なので、「少し物足りないくらいの運動」を継続的に行ってください。

　ただし、冒頭でも述べましたが骨転移で痛みがある方や、抗がん剤や放射線の治療中には、副作用で体が弱っていたり、採血で白血球や血小板が減って感染や出血の危険がある場合がありますので、運動をしても大丈夫なのか、どんな運動ならしてもよいのかを主治医やがんリハビリテーションの専門家に質問してください。

　またリンパ浮腫がある方やリンパ節を取っている方は、運動する際には弾性スリーブや弾性ストッキングをつけて浮腫対策をしてから運動します。

　食事に関しては、健全な体重を維持できるように適切な量（カロリー）を摂取してください。毎日5種類以上の野菜や果物を摂取すること、アルコールの摂取を制限することも推奨されます。

　駆け足で運動と食事の基本をご説明しましたが、運動したいけど自分に合った運動がよくわからないという方も多いことと思います。私が支援しているキャンサーフィットネスは、がん患者さんのリハビリエクササイズを支援する団体で、病状に合った運動の支援などをしているので、よかったらぜひ調べてみてください。

🌐 キャンサーフィットネス
http://cancerfitness.jp/about/

プロフィール

辻 哲也（つじ・てつや）

1990年慶應義塾大学医学部卒業。慶應義塾大学病院、国
立東埼玉病院、埼玉県総合リハビリテーションセンター
等での勤務の後、英国ロンドン大学神経研究所に留学。
帰国後、2002年に静岡県立静岡がんセンターに赴任、
2005年に慶應義塾大学病院に戻り、がんリハビリテーシ
ョンの診療とともに、日本全国への普及啓発活動や専門職の育成にも取り組ん
でいる。

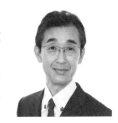

（本コラム以外の文責はがん情報サイト「オンコロ」にあります）

Q24 自分と同じがんにかかっている人の話を 聞きたいときは、どうすればいいですか？

A24 闘病ブログは参考になりますが、注意も必要です。

　がん治療がはじまり、手術や抗がん剤などステップを経ていくうちに、同じがんの患者さんに話を聞きたい、と思うことも増えてきます。

　その場合、いくつかの選択肢がありますが、「がんサロン」が気軽に利用できる方法の1つでしょう。

　がんサロンとは、がん患者さんやそのご家族などが集まり、交流や情報交換をする場で、「がん診療連携拠点病院」で整備が進んでいます。

　また、地方自治体や病院、日本対がん協会の提携団体などが行っているものもあります。がんサロンの有無については、各病院のがん相談支援センターや医療連携室などで主に情報を入手することが可能です。

ピアサポーター、患者会なども

　同じようにがんという病気を体験した人や家族が、仲間（ピア）として体験を共有し、ともに考えることで支援を行う「ピアサポーター」という方もいます。患者・家族としての視点で日常生活上の問題、心理的問題など多岐にわたって相談を聞いてくれます。活動場所はさまざまで、地域で活動している場合や病院で活動している場合もあります。がん相談支援センターや医療連携室で聞いてみるのもいいでしょう。

　ほかには、患者自身が独自に運営する各種がんの**患者会**もあります。こうした患者会は、がん種毎に全国にさまざまなものがあり、任意団体、NPO法人、一般社団法人などさまざまです。現在では、こうした患者会の多くがインターネット上にホームページがあります。また、こうし

たさまざまながん患者団体が加盟する一般社団法人・全国がん患者団体連合会（通称・全がん連）という組織もあり、がん患者の声を政治・政策に反映しようとする活動も行われています。

🌐 一般社団法人・全国がん患者団体連合会（通称・全がん連）
http://zenganren.jp/

同連合会のホームページには加盟する各種がんの患者団体の一覧とホームページのリンクもあるのでそこを通じて自分や家族が罹患するがんの患者団体を知ることも可能です。

ちなみにこの全がん連に加盟しているかどうかで患者会の信用度が決まるわけではありません。患者会は患者自身が自主的に行っている組織なので、各組織の活動範囲や活動方針、財政的な状況などに違いがあり、全がん連に加盟していないからといって怪しい組織であるというわけではないのです。

患者会では患者さんの相談が行われていることもあります。同じがんを経験した患者さんによる相談なので、患者の立場からすると医療者への相談よりもハードルは低いと思われます。利用するのも一考に値するでしょう。ただし、いくら自らの経験にもとづいた助言だとしても、医療者でない方の「医療に関する助言」はあくまで経験論にすぎません。がん治療は個々に異なるため実際に実行する場合は主治医等に助言を仰ぎましょう。

なお、患者会を運営している患者さんの多くは、日常生活での仕事や家庭での活動の傍らでボランティアとして会の運営に携わっていることが少なくありません。このため同じがんの患者さんの相談にはなるべく対応しようと思っていても時間などに限りはあります。そのことを踏まえて極端に頻回な相談、長時間の相談は控えるのもマナーです。

参考になる闘病ブログ。閲覧時にはご注意を

がん患者さんがインターネットで参考にする情報は、がん情報のポータルサイトではなく「似通った患者のブログ」となります。一般的なが

ん情報は治療開始時にはとても参考になりますが、自分がどのような経過をたどるかが具体的に記されているわけではありません。一方、ブログであれば更新頻度も高いものもあり、こと細かにどのようなことが起こりうるかの参考になりますし、自分自身と似通った境遇の方の存在が励みになります。ただし、闘病ブログは医療者でない患者やご家族が書いているものであり、読むときの注意点があります。

・**ブログの患者さんと自分の境遇が、実は異なる**

　たとえ、がん種が同じでも、組織型などは異なっている場合があります。もしかすると、ブログの書き手も自分のがん種のことを細かくわかっていないこともあります。

・**効果が実証されていない治療法をすすめている**

　一番注意しなければならないのは、クリニック等が行っている保険適用外の免疫療法等の治療をすすめている場合や、がんの治療をしないことをすすめている場合です。これらは標準療法から大きくかけ離れているものです。そのほかには、食事療法やサプリメント等の補完代替療法の感想を書いている方や独自の手法を書かれている方もいますが、それらを行う場合は、主治医等の医療者に相談することをおすすめします。

・**ステージ４なのに手術を行っている**

　ステージ４は、原則、手術を行いません。一部のがん種ではコンバージョン・サージェリーといって、抗がん剤でがんを縮小してから手術を行うこともありますが、細かい条件や医師の考えがあります。特にステージ４で治療に臨む前に、抗がん剤を回避するためにこれらの情報を探しがちになりますが、診断されたばかりで知識が伴っていないからこそ間違った治療を探す可能性があります。

　上記のように、闘病ブログは**治療に関する情報は参考程度にとどめる**ことにしてください。なお、闘病ブログを探すにはTOBYOという闘病ブログ検索サイトがおすすめです。

🌐 闘病体験を共有する　TOBYO
https://www.tobyo.jp/

Column

お薬手帳の上手な活用法は？
病気や治療の記録がわかる重要な資料。
診察券などと同じ場所に保管しておきましょう。

薬局や病院で渡されるお薬手帳には、医師が処方した薬剤名・用量・用法・日数、ジェネリック医薬品かどうか、処方箋を発行した医療機関、調剤した薬局、これまでの副作用やアレルギーの記録、主な既往歴などが書かれています。このお薬手帳は、患者さんにとって、さまざまなメリットがあります。

ふだんの通院後に薬を受け取るときだけでなく、入院時の薬の確認、救急病院や休日診療所を受診するとき、転院や転居などで新しい病院を受診するとき、旅先での急病で薬が必要になったとき、災害に遭ったときなどに現在使っている薬や以前に使った薬を医師や薬剤師に正確に伝えることができます。

それによって、似たような効果のある薬が重複していないか、飲み合わせの悪い（効果が落ちる、あるいは副作用が増強される）薬がないか、以前に副作用やアレルギーが強く出た薬が処方されていないかといったことをチェックしてもらえます。

お薬手帳は診察券などと同じ場所に保管しておきましょう。また、複数のお薬手帳がある場合には、1冊にまとめるか、すべてを薬局に持っていきましょう。

現在、国は患者さんがかかりつけ薬局をつくることを推奨しており、お薬手帳を同じ薬局に持って行くことで、患者さんの自己負担（薬剤服用歴管理指導料）が持参しない場合よりも安くなります。ほかにも、スマートフォンアプリによる電子版のお薬手帳もあります。

お薬手帳は患者さんにとって病気や治療の記録となります。

実は、薬局からもらうお薬手帳ではなく、普通のノートをお薬手帳にしてもなんら問題はありません。

特にがんの治療中は、処方薬の名前だけでなく、気になったことはなんでもメモしておくとよいでしょう。

たとえば薬を使った後に出てきた気になる症状はもちろん、病名やステージ、医療スタッフからのアドバイスを書きつけておくことや検査の記録を転記したり、ノートに貼りつけておくのもいいでしょう。次回の診察時や薬を受け取るときに尋ねたいことを書くなど、薬や治療のことを1カ所に集約するノートとして活用すると、よりよい治療や療養に役立ちます。

薬局から購入したものではない市販薬やサプリメント、健康食品についても記録をしておくのも大切です。思わぬ悪い組み合わせが見つかることもあります。

治療や投薬にまつわることを記録しておけば、何か市販薬やサプリメントを買いたいときに持っていけば、薬剤師にアドバイスを受けることもできます。

第4章

正しく理解してほしい
最新の医療

治験・がん免疫療法・がんゲノム医療・
光免疫療法

がん治療は日進月歩。免疫チェックポイント阻害剤や
CAR-T細胞療法に代表されるがん免疫療法から治験まで。
さまざまな最新治療をご紹介します。「タイムワープして
最新治療を受けられる」治験への参加方法など、知ってお
くとためになる情報を満載しています。

●この章を読む際の注意点

　がん治療において、患者さんの多くは「最新の」「最先端の」などの言葉がつくと希望をいだくはずです。最新治療、最先端の医療を受けたいと思う方も多いでしょう。しかし、どうすれば受けられると思いますか？

　最新の医療は大学病院やがんセンターであれば受けられると思いますか？お金を払えば受けられるのではと思うかもしれません。

　しかしながら、**日本において、効果が立証された「最新の医療」の多くは保険適応されており**、誰でも受けることができます。そして、この事実は本やインターネットの情報でも目にすることが多いでしょう。

　ただし、これで片づけてしまうのは、がん治療の情報提供者としては間違っていると思います。そこで、本章では、治験といった開発段階の治療法をどうしたら受けられるのか、遺伝子治療や光免疫療法などの近年注目が集まっている治療法などについて述べていきます。

　この章の情報を知ると、これらの治療にチャレンジしたくなるかもしれません。次のことを注意しながらこれらの情報を扱ってください。

1．お金をかければよい治療を受けられるわけではない

　一般的には、お金をかければかけるほど、よりよいものを買えたり、よりよいサービスを受けることができます。しかしながら、国民皆保険制度のある日本において医療は例外です。国民は、平等に最新の医療を受けることができます。

　他方、治療費（数十万～数百万円）を自己負担すると受けられる「最新治療」を宣伝しているクリニックがありますが、これはあくまで**「最新」とうたっている治療法であり、その多くは効果が立証されていません**。さらには安全かどうかもはっきりしていない場合があります。

　効くか効かないかわからないため、それに賭けて受ける人たちを完全に否定はしませんが、それは標準療法を終え、経済的に余裕がある方が最終手段として考えるべきものと思います。

2．がん種、組織型などの条件により効果が異なる

　たとえば、肺がんに効果がある治療法があるとしましょう。ここで注意していただきたいのは、肺がんに効果があるからといって乳がんや胃がんなど

のほかの種類のがんにも効果があるとは限らないということです。さらに、肺がんは「非小細胞肺がん」と「小細胞肺がん」というように大別され、非小細胞肺がんは「腺がん」と「扁平上皮がん」「大細胞がん」に分けられますし、がんになった原因が特定の遺伝子変異によるものなのかどうかによって効果がある治療法は異なるのです。

3．それは局所療法か？　全身療法か？

　一般的に手術や放射線療法は局所療法、薬剤療法は全身療法といわれます。転移があるような方に対して局所療法は効果が乏しい治療法です。

　昨今、耳にするようになった**「光免疫療法」**や**「BNCT（中性子補捉療法）」**などの最新の治療法の中には局所療法としての位置づけが大きいものがあります。これらは、そのメカニズムによっては転移巣に対しても有効な可能性はありますが、研究道半ばといったものが多いです。

4．治験は研究段階のものであり、厳密には治療ではない

　一番、最新の治療は「治験」といっても過言ではありません。世界の製薬企業や研究機関が、がんを克服するために研究を繰り返し、ヒトに安全に使用でき、かつ効果があるかを実験するのが治験の特性上、最新の治療といえるでしょう。しかしながら、治験は研究段階のものであり、厳密には「治療」といえません。この本では混乱を避けるために治験は治療選択肢の1つとして述べていますが、可能性の1つと認識してください。

5．先進医療という言葉の罠（わな）

　民間保険会社が「先進医療特約」という保険を設けていることもあり、先進医療という言葉を知っている方が多くいらっしゃいます。

　「先進」という言葉がついているため最新の医療ととらえがちですが、これは罠です。先進医療は、「保険診療としては認められない自由診療であるが対象疾患や医療機関を限定することにより、保険診療と自由診療の混合診療を認める制度」です。

　では、なぜこれらの治療法が保険診療として認められていないかというと、**効果と安全性が認められていない**ということなのです。

Q25

がん免疫療法ってなんですか？

A25 がん免疫療法は効果を示せなかった治療法が多く、現在、効果があるといわれているのは免疫チェックポイント阻害剤とCAR-T細胞療法です。

免疫チェックポイント阻害剤とは？

近年注目度が高まる免疫療法ですが、大きく「**免疫を強化する方法**」と「**免疫を抑える機能をブロックする方法**」に分かれます。この２つは、アクセルを踏む（＝免疫を強化する）とブレーキをはずす（＝免疫を抑える機能をブロックする）とたとえられることもあります。

がんの免疫療法は「免疫を強化する方法」から研究されてきました。強化する方法の１つは「免疫細胞ががんを見つけやすくする」もので、がんワクチン療法といわれ、樹状細胞ワクチン療法やペプチドワクチン療法という言葉を聞いたことがあるかもしれません。もう１つは、がんと闘う力を強化する方法で、Ｔリンパ球療法やNK細胞療法などがあります。**しかし、免疫を強化してアクセルを全開にしても、免疫にブレーキがかけられてしまい、十分な効果が得られてこなかったのも事実です。**

そこに登場したのが「**免疫を抑える機能をブロックする方法**」です。がんの免疫を抑える機能をブロックする物質を免疫チェックポイント分子と呼び、この分子の働きを抑える薬を「免疫チェックポイント阻害剤」と呼びます。これを発見した本庶 佑（ほんじょたすく）氏は2018年のノーベル賞生理学・医学賞を受賞されています。

現在、日本ではオプジーボ、キイトルーダ、テセントリク、イミフィンジ、バベンチオ、ヤーボイという６種類の免疫チェックポイント阻害剤があり、10種類以上のがんで保険診療で使用できます。さらに、高頻

度マイクロサテライト不安定性という特定の条件を満たすとどんながん種にも保険診療で使用できます。

　この薬剤は「たとえ腫瘍が完全に消失しなくとも増殖を抑え続ける結果、非常に長い期間効果が続く可能性があること」や「一般的な抗がん剤よりも副作用が少ないこと」が特徴にあげられます。

　一方、「**効果がある方と効果が乏しい方の個人差が大きいこと**」や「**一般的な抗がん剤では見られない副作用が発現する可能性があること**」がデメリットともいえます。

　免疫チェックポイント阻害剤が世に出て5年経過した現在では、一部のがん種では免疫チェックポイント阻害剤と化学療法や分子標的薬を組み合わせたり、2種類の免疫チェックポイント阻害剤を組み合わせて効果を増強させる併用療法も保険診療で使用できるようになっています。

CAR-T細胞療法

　CAR-T細胞療法は、新しい「免疫を強化する療法」です。いままでのがんと闘う力を強化する方法では、患者さんから取り出した免疫細胞をインターロイキンなどの物質で強化して患者さんに戻していました。一方のCAR-T細胞療法は、患者さんから取り出したT細胞と呼ばれる免疫細胞を、最新の遺伝子技術を用いて改変、強化を行う治療法です。

　改変・強化されたT細胞は、CAR（キメラ抗原受容体）と呼ばれる特殊なたんぱく質をつくりだすことができるようになります。これにより、通常の免疫機能だけでは完全に死滅させることが難しい難治性のがんに対して効果を示すようになりました。

　現在は、一部の血液がんのみ、保険適応で使用できますが、固形がんに対しても効果があるかの臨床試験が行われています。

　ここで注意したいのは、CAR-T細胞療法はそれぞれのがん種に特徴のある物質を見つけ出して攻撃する仕組みとなるため、ほかのがん種で効果があるからといって、自身のがんに効果があるわけではないことです。

　また、副作用にも注意しなければならず、何が起こっても対応できる医療設備と体制が揃った病院でしか使用できません。

免疫療法には２種類ある

❶ 免疫を強化する方法（アクセル全開作戦）

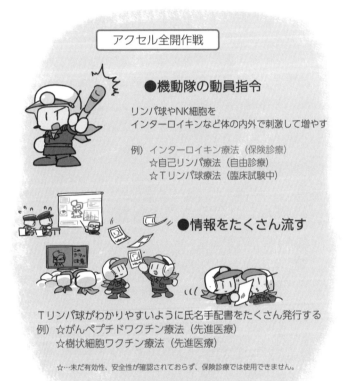

アクセル全開作戦

●機動隊の動員指令

リンパ球やNK細胞を
インターロイキンなど体の内外で刺激して増やす

例）インターロイキン療法（保険診療）
　　☆自己リンパ療法（自由診療）
　　☆Ｔリンパ球療法（臨床試験中）

●情報をたくさん流す

Ｔリンパ球がわかりやすいように氏名手配書をたくさん発行する
例）☆がんペプチドワクチン療法（先進医療）
　　☆樹状細胞ワクチン療法（先進医療）

☆…未だ有効性、安全性が確認されておらず、保険診療では使用できません。

CAR-T細胞療法とインターロイキン療法は保険診療だが
それ以外は保険診療外

＝ 多くが効果が確認されていない

免疫療法

❷ 免疫を抑える機能をブロックする（ブレーキを外す作戦）

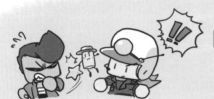

ブレーキを外す作戦

ブレーキをはずす
薬の投入

免疫チェックポイントをブロックする！
例）免疫チェックポイント阻害剤（保険診療）

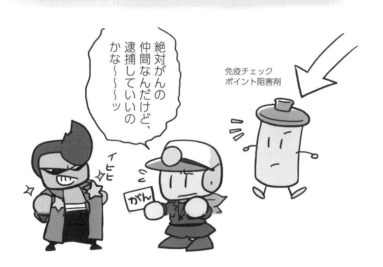

免疫チェック
ポイント阻害剤

絶対がんの
仲間なんだけど、
逮捕していいの
かな～～～～ッ

||

効果の確認されている免疫療法
免疫チェックポイント阻害剤 など

がん免疫療法の最前線

「第4の治療」といわれることもあるがん免疫療法。インターネットで検索すると、いろいろながん免疫療法があって驚いた方も多いことでしょう。さらに驚くべくは、氾濫するがん免疫療法の中には、「効果が認められていない」ものも多いということ。医学的に効果が認められているがん免疫療法についてお話をうかがいました。

お話ししてくださった医師
がん研究会有明病院 先端医療開発センター がん免疫治療開発部　北野 滋久先生

がんを異物として識別できるリンパ球に作用して 免疫を活性化してがんと闘う治療法

　がんの免疫療法で近年注目を集めているのが免疫チェックポイント阻害剤とCAR-T細胞療法の2つです。

　私たちの体の中で、異物＝自分でないものを識別して排除する役割を担っているシステムを免疫系といいます。免疫系を使ってがんを攻撃、駆逐することを目指しているのががん免疫療法です。

　がん免疫療法の歴史は意外と古く、1980年代に開発されたサイトカイン療法や、インターフェロン療法なども免疫療法です。とはいえ、一部に残っていますが、実臨床で用いられる場面はかなり減ってきています。いまのところ、はっきりした治療効果のエビデンスがあり、発展が期待されるがん免疫療法は、免疫チェックポイント阻害剤とCAR-T細胞療法の2つが代表的なものといえます。

免疫チェックポイント阻害剤はがん細胞を「狙い撃ち」 でき、転移がんや再発がんにも効果が認められる

　免疫チェックポイント阻害剤のメリットは、理論上はがんを識別できるリンパ球だけを選択的に活性化するので、がんをそれなりの確率で狙い撃ちできるということです。

　私たちの体には10兆から1000兆種類ものリンパ球があります。リンパ球を活性化すると体にとっての異物を排除できますが、もし、体中のすべてのリンパ球を同時に活性化させたら、すべてのものを異物とみなして攻撃してしまい、高熱、急激な血圧や血糖の低下などのショック症状を引き起こして大変危険です。こういったことが起こらないように、人間の体にはリンパ球の活性化を抑える仕組みがあり、一定のところでブレーキがかかるようになっています。がん細胞に対して働くリンパ球は10兆個から1000兆個あるうちのたったの数十個程度（数個〜数百個）と考えられていますが、それらのリンパ球も、ある程度活性化するとブレーキがかかり、がん細胞への攻撃が止まってしまいます。

　ですから、**がんを異物として識別できるリンパ球のブレーキを外して、がんを攻撃させるのが免疫チェックポイント阻害剤の役割**です。免疫チェックポイント阻害剤は抗がん剤のようにがん細胞に直接作用はしませんが、異物として識別できるリンパ球を活性させ、がん細胞を狙い撃ちできるという、とても効率のいいシステムで、そこが強みだと思います。

　もう1つのメリットは、**全身に広がった固形がんの治療効果が高い**ことです。転移したり再発したりして固形がんが全身に広がった患者さんは、基本的に完治は難しく、現在の医学では、治療のコンセプトは延命治療といわざるを得ません。ところが、**免疫チェックポイント阻害剤を使用されたメラノーマでは10年以上、腎細胞がんや肺がんでも5年以上**と、一部の患者さんではありますが、いままでだったら短期間で亡くなっている方が長い期間を生存されていることが確認されています。まだ観察期間が5年や10年以内のがんがほとんどなので、免疫チェックポイント阻害剤で進行期のがんの患者が完全に治癒したというには今後歴史の審判が必要ですが、治

療の効果が従来の抗がん剤、分子標的薬に比べて長く続き、場合によっては治癒が狙えるかもしれないというデータまで出てきているのは大きな希望です。

デメリットとしては、効く人はまだ一部に限られていることです。もう1つは**副作用の出方が人によって違い、従来の抗がん剤とは違っていて、理論上は体のどこに出てもおかしくない**ということです。

人間はもともと自分の体を識別するリンパ球を持っています。しかし、そのリンパ球が活性化すると自分を異物とみなして攻撃してしまうので、生まれる前に取りのぞかれたり、眠ったりした状態にされています。しかし、免疫チェックポイント阻害剤は自分を識別するリンパ球のブレーキも外してしまいます。これが免疫チェックポイント阻害剤の副作用です。つまり、生まれるときに自分を識別するリンパ球がきれいに取りのぞかれていれば副作用は起こりづらいですが、体に残っていたり、眠った状態だったりすると、活性化して自分を攻撃し、自己免疫疾患のような症状が出ることがあります。ただ、だからといって「危険な副作用があるから使わない」のではなく、仕組みを知った上で副作用も留意しつつ、効果が認められる場合は使っていくことが大切です。

また、免疫チェックポイント阻害剤はウイルスにも反応しますので、COVID-19やインフルエンザのような感染症の初期に投与してしまうと一過性に強い免疫反応（発熱など）が出る場合があります。ですから咳や発熱がある場合は、治療日程をずらすなどの対応が必要です。

圧倒的な破壊力があるが、適応が限られるCAR-T細胞療法

CAR-T細胞療法のメリットは、がんに対する圧倒的な破壊力です。CAR-T細胞療法の場合、通常のリンパ球よりは圧倒的にその破壊力があり、標的抗原を発現した細胞を壊す力が強いことが特徴です。

弱点は、がん細胞の表面に発現した標的抗原しか攻撃できないた

め、固形がんには使用しづらいことです。がんは、もともと我々の正常細胞の一部です。そこに遺伝子の傷が積み重なってがん細胞となるわけで、都合よくがん細胞の表面だけに標的抗原が出ているということはないわけです。たとえば上皮系の正常細胞の表面に標的抗原が発現している場合には、その正常細胞も破壊されます。例として肺や腸が著しく壊れると生命が維持できません。ですから、CAR-T細胞療法は、そのがんだけを狙い撃ちにするのが事実上難しいです。威力は強いのですが、適応が狭くなっています。

ですから、いま**CAR-T細胞療法で承認を取っているのは一部の白血病やリンパ腫など、血液系のがんに限られています。**

また、大量のリンパ球を増やして体内に戻し活性化させる治療法なので、サイトカインリリースシンドローム（サイトカイン放出症候群）が起こることがあります。これは血液を下げたり、低酸素になったりするような、バイタルサインに直結するような副作用が出てしまうので、注意しながら治療をする必要があります。

エビデンスのある免疫療法の見極め方は？

「○○という免疫療法はどうでしょう」と聞かれることもあるのですが、ちまたにあふれているがん免疫療法に対する情報は玉石混交、いえ、残念ながら、ほとんど石といってもいいと思いますが、患者さんが判断するのは難しいです。新聞、雑誌、インターネット広告などで、「免疫」で検索すると民間療法がどんどん出てきます。

そこで僕がよくお話ししているのは、まずは自分の主治医の先生に聞いてみる。インターネットや本で調べていいなと思っても、まずは主治医か、全国に300ほどあるがんの診療連携拠点病院の医師に相談することです。がん免疫療法にくわしい先生がいない場合は、セカンドオピニオンでもいいのですが、セカンドオピニオンも診療連携拠点病院に頼むことです。とにかく、がんの診療連携拠点病院の中で、保険で承認された治療をしっかりされている病院に、まず

ご相談いただくというのが大前提です

　また、いわゆる自由診療のがん免疫療法のクリニックでは、入院施設を持っていないところは、慎重になったほうがいいと思います。先述しましたように稀ではありますが、がん免疫療法は命にかかわるような副作用もありうる治療法です。それなのに入院施設がなく、「副作用が起きたらかかりつけ医に行ってください」というような病院は、単純に信頼が置けないと思うのです。原則、その薬剤によって起こった副作用に関してはその病院でちゃんと責任をもって対応するというのが、医療としての基本姿勢だと思います。また、**自由診療のクリニックの中には、免疫チェックポイント阻害剤を使っていても添付文書で定められた投与量と違う使い方をしているところ、適応しないがんに使っているところなどもあると聞きますが、もしそうであれば問題です。**適切な投与量や、適応するがんの種類は患者さんやご家族でも調べることができます。添付文書もインターネット上にも公開されていますから、やはり適切な投与をされているかどうかは調べたほうがいいと思います。

　免疫療法はまだまだはじまったばかりの治療法です。課題もありますが、希望も大きい治療法といえます。信念を持った医師が、日夜研究に励んでいます。ですから不確かな情報に惑わされず、主治医と相談してほしいと思います。

プロフィール

北野　滋久（きたの・しげひさ）
がん研有明病院　先端医療開発センター　がん免疫治療開発部長。日本がん治療認定医機構がん治療認定医。日本臨床腫瘍学会がん薬物療法専門医、日本内科学会総合内科専門医。日本臨床腫瘍学会がん薬物療法指導医。

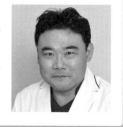

（本コラム以外の文責はがん情報サイト「オンコロ」にあります）

Q26
新しいがん治療❷

がんゲノム医療ってなんですか？
がん遺伝子パネル検査ってなんですか？

A26
「がん遺伝子パネル検査」はがんになった原因を遺伝子レベルで調べる検査で、それに基づく医療を「がんゲノム医療」と呼びます。

遺伝子レベルでがんになった原因を見つける

　がん遺伝子パネル検査（以下、遺伝子パネル検査）は、患者さんのがん組織や血液から、がんになった原因を遺伝子レベルで検査する方法で、一度に100以上の遺伝子の異常を調べることができます。

　遺伝子の変異は（異常）がんの原因になり、この特定の遺伝子のことをドライバー遺伝子といいます。有名なドライバー遺伝子の異常が原因となるがんに、EGFR遺伝子変異陽性の肺がんがあります。EGFR遺伝子変異陽性非小細胞肺がんといわれ、イレッサ、タルセバ、ジオトリフ、タグリッソ、ビジンプロといったEGFRチロシンキナーゼ阻害薬という種類の分子標的薬がよく効きます。

　いままでは、特定の薬剤を使用するために該当する遺伝子のみ（例示の場合はEGFR遺伝子変異のみ）を検査しており、これを**コンパニオン診断**といい、次ページに治療薬判断に用いられる、保険適応されている遺伝子の一覧を載せました。一方、遺伝子パネル検査では、1回で複数の遺伝子に対して異常があるかを調べることができ、その結果から治療を検討することができ、これを**がんゲノムプロファイリング検査**といいます。そして、個々の患者さんに合わせて治療を行う医療を「**がんゲノム医療**」や「**プレシジョン・メディシン（精密医療）**」といい、最近出てきた新しい概念の治療法となります。

　以前は、自由診療として数十万の自己負担が必要でしたが、現在は、

一部の遺伝子パネル検査については、一定の条件を満たした患者さんであれば、保険診療下で受けられます。この検査で遺伝子異常によるがんがわかった場合、それに合わせた治療が受けられる可能性があります。

しかしながら、現状では次の問題点があります。

１．保険診療で受けられる条件は限定的であること

保険診療にて遺伝子パネル検査を受けるには、以下の条件があります。

①固形がん

②標準療法がない、あるいは終了（または終了が見込まれる）した場合

③全身状態が良好である

つまり、血液がんは対象ではなく、標準療法が終了している場合は全身状態が悪くなっていることが多いので、受けられる方が限定されます。

２．遺伝子の異常が見つかっても治療法がない、保険診療外の場合が多い

遺伝子パネル検査で遺伝子の異常が見つかっても治療法自体がないものも多く、あったとしても保険診療で受けられる可能性は少ないです。さらに有効であるかもわからないことがほとんどです。

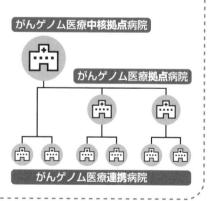

🛡 がんゲノム医療中核拠点病院・拠点病院・連携病院

　がん遺伝子パネル検査を実施できる病院は厚生労働省に指定されており、「がんゲノム医療中核拠点病院」、「がんゲノム医療拠点病院」、それらと連携する「がんゲノム医療連携病院」と呼ばれます。

　インターネットで「がんゲノム医療中核拠点病院　探す」等で調べると病院名もわかります。

ただし、遺伝子パネル検査後の治療について、すでにほかのがん種で適応されている薬剤である場合に、患者申出療養制度を活用して薬剤費用が無償で治療を受けられるチャンスがあります（詳細はP◯ページ参照）。そのほかにも、**臨床試験（治験）**に参加することにより未承認の治療を受けられる可能性も残されています。

3．子どもに遺伝するがんの遺伝子が見つかってしまう場合がある

「遺伝子の異常」には、先天性（子どもに遺伝するもの）と後天性（子どもに遺伝しないもの）があり、遺伝子パネル検査では、先天性の遺伝子の異常を見つける可能性があります。つまり、お子さんへの遺伝を示唆するものなので、検査をしたばかりに不安を抱えることになってしまうかもしれません。受ける際には、主治医と相談することをおすすめします。

治療判断に用いられる保険適応の遺伝子異常（2021年2月）

がん種	遺伝子異常	医薬品名（商品名）
非小細胞肺がん	EGFR遺伝子変異	イレッサ、タルセバ、ジオトリフ、ビジンプロ、タグリッソ
	EGFR遺伝子変異T790M	タグリッソ
	ALK融合遺伝子	ザーコリ、アレセンサ、ジカディア、ローブレナ
	ROS1融合遺伝子	ザーコリ、ロズリートレク
	BRAF遺伝子変異	タフィンラー＋メキニスト
	METex14遺伝子変異	テプミトコ、
大腸がん	BRAF遺伝子変異	ビラフトビ＋アービタックス（±メクトビ）
	RAS（KRAS、NRAS）遺伝子変異	アービタックス、ベクティビックスを投与しない
胃がん	HER2遺伝子増殖	ハーセプチン
乳がん	HER2遺伝子増殖	ハーセプチン
	BRCA1/2遺伝子変異	リムパーザ
卵巣がん	BRCA1/2遺伝子変異	リムパーザ
	相同組換え修復欠損（HRD）	ゼジュラー、リムパーザ
前立腺がん	BRCA1/2遺伝子変異	リムパーザ
膵臓がん	BRCA1/2遺伝子変異	リムパーザ
悪性黒色腫	BRAF遺伝子変異	タフィンラー＋メキニスト、ビラフトビ＋メクトビ、ゼルボラフ
GIST	c-kit遺伝子変異	グリベック、スーテント、スチバーガ
甲状腺髄様がん	RET遺伝子変異	カプレルサ
固形がん全般	NTRK融合遺伝子	ロズリートレク
	マイクロサテライト性不安定性	キイトルーダ
急性骨髄性白血病	FLT3遺伝子変異	ゾスパダ、ヴァンフリタ
慢性骨髄性白血病	Major BCR-ABL融合遺伝子	グリベック、タシグナ、スプリセル、ボシュリフ、アイクルシグ
慢性好酸球性白血病	FIPL1-PDGFRα融合遺伝子	グリベック

Q27 最近注目の「光免疫療法」について教えてください

A27 注目を集める光免疫療法ですが、局所治療としての位置づけが強く、まだまだ科学的根拠は乏しいです。

　近年、話題の治療法の1つに「光免疫療法」があります。ただし、現状この治療法は、全身に広がったがんを治療する薬物療法ではなく、「1カ所～数カ所のがんを攻撃する」局所治療としての位置づけが強いです。そのためステージ4のがん患者に使われないわけではありませんが身体の状態によっては使えないこともあります。また、治療の性質上、使えるがん種も限定されています。

現在のところ、頭頸部がんに威力を発揮する光免疫療法

　光免疫療法（近赤外光線免疫治療法）は「①がん細胞を標的とする分子標的薬に、光吸収体を結合した複合体をがん患者に投与した後に光（近赤外線）をあてること」により、「②光吸収体ががん細胞内で熱を発する物質に変化して物理的に破壊」し、「③急激な細胞破壊にて放出された腫瘍抗原により免疫が活性化され、光が届かない部位の腫瘍にも有効性を示す」ことが期待されている治療法です。

　現在、保険診療では、切除不能な**局所進行**、**局所再発**の頭頸部がんに対してアキャルックスという薬剤と近赤外線を発するBioBladeレーザーシステムという医療機器の組み合わせの光免疫療法が使用できます。しかし、以下の注意が必要です。

1. 赤外線が届かないと効果を発揮できない

　光免疫療法は赤外線を当てることで効力を発揮します。そのため、体

内にあるがんに光を届けるすべがなければ治療はできません。現在、食道がんや胃がんなどに対しても内視鏡を活用して光を届ける仕組みを開発中ですが、そのほかのがんに対しては課題がありそうです。

2．がん種によっては標的となるタンパク質が存在しない。

治療に使う薬剤のアキャルックスは、EGFRというタンパク質を標的とする薬剤がもとになっています。そのため、このタンパク質ががん細胞の表面にある頭頸部がんなどの場合には効果を示しますが、表面に存在しないがん種には効力が発揮できません。現在、EGFR以外を標的とした薬剤も検討が進められていますが、まだまだ研究段階です。

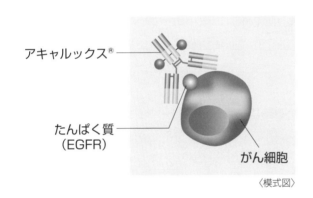

〈模式図〉

3．全身のがんに対する免疫療法としての効果は不透明

頭頸部がんの適法条件に「局所」とあります。これは**「転移」に対しては保険診療の治療が認められていない**ことを示します。また、光免疫療法単体では、「免疫が活性化し、照射したがん以外の腫瘍にも有効性を発揮する」の、臨床的に劇的な効果は認められていません。

これらを踏まえても、現状の光免疫治療は、条件に合う頭頸部がんなら効果が期待される治療法といえます。ほかの治療法との組み合わせなども、研究が進められているところです。

Q28 ホウ素中性子捕捉療法（BNCT）ってなんですか？

A28 BNCTは中性子線を利用した放射線療法の一種です。中性子線照射前にホウ素を投与することで、この２つの核反応を利用し効果を高めています。

ホウ素と中性子の核反応によりできるα線でがん細胞を選択的に破壊

　ホウ素中性子捕捉療法（BNCT）は、ホウ素と中性子の核反応によって放出されるα線と7Li粒子によってがん細胞を破壊する治療法です。中性子線を照射するということで、放射線療法の一種となります。

　ホウ素を取り込んだ細胞に中性子線を照射されると核反応が起こり、α線と7Li粒子が発生し細胞を破壊します。しかしながら、α線や7Li粒子は10マイクロメートル（0.01ミリメートル）しか飛ばないため、周辺の細胞を傷つけずに済みます。また、ホウ素はがん細胞にはよく取り込まれますが、正常細胞にはほとんど取り込まれないため、がん細胞のみを選択的に破壊することができます。

　BNCTは理論上、通常の放射線療法よりも副作用が少なく、再発したがんにも有効である可能性があります。一方、ホウ素を取り込まないタ

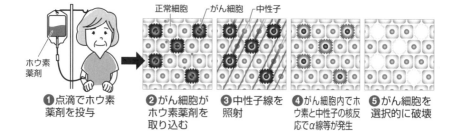

❶点滴でホウ素薬剤を投与　❷がん細胞がホウ素薬剤を取り込む　❸中性子線を照射　❹がん細胞内でホウ素と中性子の核反応でα線等が発生　❺がん細胞を選択的に破壊

イプのがん種には効きにくいため、事前にホウ素が取り込まれやすいがん種かどうかどうかをPET検査で予測してから行います。

BNCTを受けるには？

公益財団法人医用原子力技術研究振興財団によると、現在、日本でBNCTを受けられる医療機関は以下の9施設です。

京都大学、南東北BNCT研究センター、筑波大学、国立がん研究センター中央病院、江戸川病院、大阪医科大学、川崎医科大学、四国こどもとおとなの医療センター、大阪大学
（公益財団法人医用原子力技術研究振興財団を参照
https://www.antm.or.jp/06_bnct/04.html）

BNCTは、事前にホウ素が取り込まれやすいかどうかをPET検査で予測します。また、治療回数は1〜2回で、1回の照射時間は30〜60分程度ですが、安全性を考慮し治療後1週間程度入院することが一般的です。

現在は自由診療のため、受けるためには数百万円の自己負担がかかることが難点ですが、2020年6月から「切除不能な局所進行又は局所再発の頭頸部がん」を対象に保険診療で受けられるようになりました。このほか、脳腫瘍・悪性黒色腫・肺がん・胸膜中皮腫・肝臓がん、乳がんなどでも臨床試験が実施されています。

光免疫療法とBNCTの違い

BNCTは光免疫療法と似通っており、「ホウ素」を投与して「中性子」を当てるか、「光吸収体」を投与して「赤外線」を当てるかの差ともいえます。BNCTは中性子線をつくりだす機器が大きいというデメリットがある一方、中性子が体内にも届くというメリットがあります。

また、光免疫療法のように、がん細胞を標的とする分子標的薬にホウ素を結合した複合体を作成し、ホウ素のがん細胞への取り込みを促進する方法も研究されています。

Q29 腫瘍溶解性ウイルス療法ってなんですか？

A29 腫瘍溶解性ウイルス療法は、がん細胞に感染し死滅させる「遺伝子組み換えウイルス」を人体に投与する新しい治療法です。

遺伝子組み換え技術の進歩が可能にした「ウイルスでがんを叩く」治療法

腫瘍溶解性ウイルス療法は、がん細胞に感染、死滅させる遺伝子組み換えウイルスを人体に投与する新しい治療法です。このがん細胞を死滅させる遺伝子組み換えウイルスのことを「**腫瘍溶解性ウイルス**」といいます。このウイルスに感染したがん細胞は融解し、がん細胞に感染性を持つ新たなウイルス生みだしてほかのがん細胞に感染します。よって、腫瘍溶解性ウイルスはがん細胞を直接死に至らしめるのみならず、患者さんのがん免疫を上昇させる可能性を秘めます。

ウイルスでがんを叩くというコンセプト自体は数十年前からありましたが、現代の遺伝子組み換え技術によりようやく日の目が出てきた治療

国内の腫瘍溶解性ウイルスの開発状況（2021年2月時点）

開発名等	開発者	適　応	開発状況
T-VEC, AMG678	アステラス・アムジェン・バイオファーマ	悪性黒色腫	第1相
OBP-301, テロメライシン	中外製薬／オンコリスバイオファーマ	頭頸部がん、食道がん、非小細胞肺がん	第2相
C-REV, TBI1401, HF-10	タカラバイオ／大塚製薬	膵臓がん	第1相
DS-1647, G47Δ	第一三共	悪性神経膠腫	承認申請 2021/01/05
	東京大学	嗅神経芽細胞腫 悪性胸膜中皮腫	臨床研究

そのほかに、岡山大学（Ad-SGE-REIC）、信州大学（T-hIL12）、鹿児島大学（Surv.m-CRA-1）が臨床試験中。

法です。米国では2015年にT-VECが進行悪性黒色腫の治療方法として承認されました。一方、日本では現時点では、**臨床試験に参加する以外に受ける手段はありません**。しかしながら、薬事承認申請された腫瘍溶解性ウイルスもあり、使用できる未来も遠くないはずです。

腫瘍溶解性ウイルスの概要

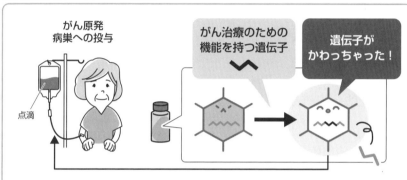

がん原発病巣への投与

点滴

がん治療のための機能を持つ遺伝子

遺伝子がかわっちゃった！

ウイルスの遺伝子の一部を変化させることでがんを治療する機能を持ち、体内を増殖しない安全なウイルスに変化させる

その1

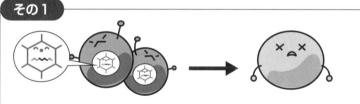

遺伝子変化させたウイルスをがん細胞に導入（感染）させる

遺伝子変化したウイルスががん細胞に感染したことでがん細胞は自滅

その2

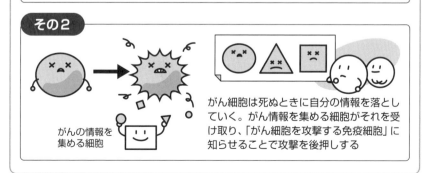

がんの情報を集める細胞

がん細胞は死ぬときに自分の情報を落としていく。がん情報を集める細胞がそれを受け取り、「がん細胞を攻撃する免疫細胞」に知らせることで攻撃を後押しする

Q30 最新治療を受けたい場合、臨床試験や治験という方法があると知りました。臨床試験や治験とはなんですか？

A30 治験は、ある特定の「治療法」を確立し、国の承認を受けるための臨床試験です。

臨床研究、臨床試験、治験は同じ？　違うもの？

　臨床研究とは人を対象とする研究分野のことです。人を対象とするため、研究目的で患者さんを対象とするようなアンケートなども臨床研究と位置づけられることもあります。

　その臨床研究の中でも、人に実際に治療法を用いて実施するものを臨床試験といいます。特に、**承認されていない薬剤等の承認を目的としてデータを集める過程等を治験**といいます。

　なお、「治験」という言葉は日本特有の言葉です。臨床試験も治験も英訳すると「Clinical trial」であり、区別はされていません。医師によってはこれらを区別せずに話すこともあるため、臨床試験のことを話しているのか、治験のことを話しているのかを注意してください。

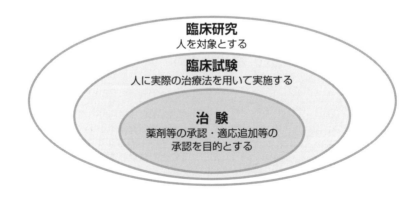

臨床研究
人を対象とする

臨床試験
人に実際の治療法を用いて実施する

治　験
薬剤等の承認・適応追加等の
承認を目的とする

臨床試験（治験）は3つに大別される

　臨床試験とは、がんまたはその他疾患の新たな治療法について検証する人を対象とした試験のことです。すでに使用できる薬剤や治療法等、開発中の薬剤や治療法等が安全に使用でき、健康状態を改善する効果があるかどうかを確認します。臨床試験は、第1相から第3相試験に大別されます。

臨床試験（治験）の段階

第1相臨床試験（安全性の検証）

主に、薬剤や医療製品等の安全性や忍容性（副作用が許容できるか）、薬物動態（吸収から排泄までの情報）を確認します。
一般的な薬剤（糖尿病薬）などであれば、健常者を対象にすることが多いです。
抗がん剤の場合、最初から「がん患者さん」、中でも標準的な治療がなくなった方が対象となります。また、がん種は特に問わないことも多いです。

第2相臨床試験（探索的検証）

少数の患者さんに対する薬や医療製品等の有効性、安全性を確認します。投与用量や投与方法もこの段階で検討することが多いです。また、バイオマーカーの探索などを行うこともあります。
第1相試験がそのまま第2相試験に移行する試験のことを第1/2相試験、第2相試験がそのまま第3相試験に移行する試験のことを第2/3相試験といいます。

第3相臨床試験（比較検証）

多数の患者さんに対して、薬剤や医療製品等の有効性を確認します。そのほかに、既存の薬剤と効果が変わらないことを確認する非劣勢試験も存在します。
以前は「がんの進行を抑える期間」や「がんの縮小した方の割合」を確認することを主な目的とした試験が多かったですが、現在は「生存期間」がどれだけ長くなるかを主な目的とした試験が多いです。

🛡 海外のガイドラインにて推奨とされる臨床試験

　全米総合がん情報ネットワーク（NCCN）が発行している医師が参照とする「腫瘍学臨床実践ガイドライン」において、標準療法がなくなった場合に臨床試験を推奨しています。それだけ、臨床試験のがん治療において位置づけは大きいともいえます。ただし、誰でも臨床試験に参加できるわけではないため、注意が必要です。

そもそも治験ってなんですか？

本書では、最新治療を受ける方法として治験をご紹介します。しかし治験とはなんなのかわからないという方がほとんどではないでしょうか？　治験の基礎知識についてお話をうかがいました。

お話ししてくださった医師
近畿大学病院　腫瘍内科部門　中川　和彦先生

治験は臨床試験の１つ

　「治験」と「臨床試験」という言葉を聞いたことがある方もいるのではないでしょうか。臨床試験とは、まだエビデンスの確かでない薬物を患者さんに投与して効果を測定することをいいます。よく「治験というと、人体実験をしているんですか」と心配される方がいます。人体を使った実験といわれればそうなのですが、この段階に進むまでには動物などで実験が繰り返されており、段階的に安全性やある程度の効果は確認されています。

　臨床試験には３つの段階があり、以下の目的で進められます。
　第１相試験：低い投与量から高い投与量へとあげてどこまで安全に投薬できるかを調べる臨床試験。先行する外国での臨床試験の情報がある場合もありますが、ここでは人での有効性、安全性に関する情報は全くない場合もあります。
　第２相試験：まとまった数の患者さんに対して、単剤、もしくは組み合わせの治療法を行い、効果がどれくらいあるのか、第１相試験で推奨された用量の安全性を確認する臨床試験。
　第３相比較試験：新しい治療法がいままでの標準治療を凌駕でき

るかどうかを検証し、試験する。

　どこかいちばん大事かというと、標準治療になれるかどうかの結論が出る第3相比較試験です。つまり、臨床試験とはあるルールに基づいて行われる試験であって、検証試験といわれる主に第3相試験で、標準治療と新治療を1対1で比較することで、新しい治療法の有用性がわかります。この段階を経ずに「この治療法の有効率は何％でした」といっても、エビデンスとしては低いわけです。

　では、「臨床試験」と「治験」では何が違うのかというと、「臨床試験」とは人を対象とした前向きの臨床試験全体を指すのに対して、「治験」とは、厚生労働省における薬事承認を得るための臨床試験を指します。つまり、臨床試験の中に治験も含まれます。臨床試験は三省合同の倫理規定、もしくは臨床研究法に基づいて行われますが、治験はGCP（Good Clinical Practice）という厚生労働省の省令に基づいて行われます。GCPはそのほかと比べて、最も厳しいルールとなっています。

治験に参加することは治療のタイムワープができるということ

　がん治療の分野で現在の形の比較試験が盛んに行われるようになったのは、1900年代後半に入ってからです。1980年代までは、がんと戦える薬の種類がそれほど多くありませんでした。薬の種類が多くはないなりに、マイトマイシンC、ビンデシン、シスプラチンといった薬を多剤併用したら治るのではないか、いい成績になるのではないか、というのを試したのが1980年代のことです。

　しかし、多くの種類の薬剤を組み合わせて強ければいいものではないことがわかり、1990年代に、いろいろな化合物を使った新薬を開発しようという動きが増えてきました。その結果、たくさんの臨床研究が行われましたが、あるときから、すでにある薬を超えるようなものが見つからなくなりました。そこで、創薬の模索がはじま

ったのが分子標的薬で、1990年代後半のことです。固形がん治療の現場で最初に使われた分子標的薬がイレッサという薬剤で、名前を聞いたことがある方も多いかもしれません。この薬剤は特定の遺伝子（EGFR遺伝子）に変異がある肺がん患者さんによく効いたことから、この遺伝子を「ドライバー遺伝子」と呼ぶようになり、EGFR遺伝子以外のドライバー遺伝子の探索がはじまりました。2004年以降、ALK遺伝子、ROS1遺伝子、BRAF遺伝子、LET遺伝子、MET、スキッピング・ミューテーションなど、ドライバー遺伝子が見つかり、それに対応する分子標的薬が開発され、非小細胞がんはゲノム医療のモデルとなりました。

さらに、2015年から免疫チェックポイント阻害剤といわれるものが登場しました。そして免疫で治療することと、従来の抗がん剤治療とではどちらかが効果があるかということが、さまざまながんの治験で検証・立証されてきています。

治験のやり方にも変化があり、以前はアメリカ、ヨーロッパ、日本と、3極でバラバラにやっていました。しかし、それでは各国での薬事承認までに時間がかかるし、ある国では承認されているのに日本では承認されていないというドラックラグが生まれます。そこで、世界で一斉に行うグローバル開発、グローバルトライアルといわれる方法が現在の主体となっています。つまり、全世界的な臨床試験、日本でいう治験を行うことによって、結果を早く出す流れになっています。これによって誰が恩恵を受けるかというと患者さんです。より早く、有望な薬にアクセスできるようになるからです。

もし、治験に参加することができれば、何年か後に承認されるような薬に早くアクセスすることができ、その薬の恩恵を受けることができる、と考えられます。**つまり、治験に参加するということは、その治験に適応する患者さんにとっては治療のタイムワープになるともいえます。**

また、治験は比較試験ですから、もう一方はいまの標準治療です。どちらにせよ損することはありません。標準治療に入るか、もしく

は標準治療と新薬の併用療法に入るか、ということです。

　気をつけなければならないのは、治験の対象になったとしても、その新しい治療法が効くか効かないかは、やってみなければわからないということです。100％効く薬なんてないわけです。

　免疫チェックポイント阻害剤であるオプジーボという新薬が出てきたときも、治験の段階では２割くらいの人にしか効きませんでした。でもその２割の人たちには、ずっと長く効いています。２割の人たちにとってはまさに「夢の新薬」といえ、その薬に出会ったことでなんの副作用もなく、５年以上も生活を送っている方もいらっしゃるわけです。

　そういう現実ではありますが、自分にとっての「夢の新薬」に出会うには、やはり、よく主治医の先生にお聞きする必要があります。まず、治療の初期段階から治験もしたいという意思を伝えたほうがいいですし、「こういう治験があります」と主治医に紹介されたら、まずは自分が置かれている状況を把握し、どんな選択肢があるのかを並べて検討することが大事です。いま治験に入ることのメリットを主治医としっかりと相談して、選びとる必要があります。

　私たち治験にかかわる医療者は日本で動かせる治験を増やし、皆さんに治療のチャンスを多く持っていただきたいと考えています。

プロフィール

中川　和彦（なかがわ・かずひこ）

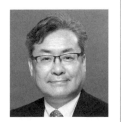

1983年熊本大学医学部卒業。熊本大学、国立がんセンター、NCI、Medicine Branchを経て、1997年近畿大学医学部入局、2007年より同内科学腫瘍内科部門教授。肺がん、化学療法などを専門分野とし、数多くの臨床試験を手掛ける。NPO法人西日本がん研究機構（WJOG）理事長、NPO法人近畿がん診療推進ネットワーク理事長、日本臨床腫瘍学会理事、日本肺癌学会理事。

Q31 治験は、医師と製薬企業が癒着していて、不利なことをされるのではないかと心配です

A31 安心してください。治験は法律の守りながら実施する必要があり、専門の第三者委員会で実施の妥当性を審議・承認されないと実施できません。

治験は人体実験？

　治験と聞くと人体実験をされたり、製薬企業と癒着していたりするのではないかなど、よいイメージを持てない方も多いのは確かです。

　しかし、治験はGCP省令に則り実施する必要があります。この省令には、被験者（治験に参加する患者さん）の安全性を担保することなど、厳格なルールが明記されています。

　また、治験を実施する病院ごとに「どういう試験内容か？」「被験者（治験に参加される患者さんたち）の安全性は確保できか？」などを第三者委員会で審査する必要があります。この第三者委員会は治験審査委員会と呼ばれ、治験がはじまってからも適宜継続の妥当性を審査しています。

　治験審査委員会では、治験内容を科学的な側面だけでなく、法律的・

 認定臨床研究審査委員会、倫理審査委員会、利益相反委員会

　臨床研究や臨床試験においても患者さんの安全に配慮した方策が定められており、臨床研究法や厚生労働省が定めた臨床研究倫理指針を守る必要があります。また、認定臨床研究審査委員会や倫理審査委員会にて治験と同様の審査が行われます。そのほか、利益相反委員会にて、製薬企業等からの研究資金提等の妥当性を別途審査することもあります。

倫理的な側面からも判断するため、委員会には非医学的専門家も参加します。また、治験担当の医師が審査委員である場合、自分の担当する治験の審議には参加できません。

治験を実施する病院、医師にはいろいろな条件がある

製薬企業が実施する治験の場合、治験を実施する前に、臨床試験開発担当（モニターもしくはCRAと呼ばれる人）が、候補の医師や病院が治験を実施するのに適切であるかを法律に則り確認します。具体的な条件は各治験で異なりますが、一例を示します。

【病院の要件】

「治験を遂行する上で十分な設備や人員を有していること」「緊急時に必要な措置がとれること」「治験を適切にかつ円滑に行うために必要な職員が十分に確保されていること」など

【治験責任医師（病院ごとの治験の責任者）の要件】

「治験を適正に行うことができる十分な教育及び訓練を受け、かつ十分な臨床経験を有すること」「治験実施計画書、治験薬概要書及び治験薬の取り扱い方法の説明文書に記載されている治験薬の適切な使用方法に精通していること」「治験を行うのに必要な時間的余裕を有すること」。なお、病院ごとの取り決めで治験責任医師の要件を指定する場合もあります（治験責任医師は医局長以上。病院が定める臨床試験に関する研修を年に一定時間以上受講していること、など）。

また、治験責任医師を補佐する治験分担医師は、治験責任医師から指名されます。治験責任医師の指導・監督のもと、治験分担医師は被験者の安全と治験薬の有効性を評価しなければなりません。

このように治験にかかわる医療従事者は被験者の安全性と薬の有効性を評価できるように法律でも役割がきちんと明文化されています。

Q32 自分に合った治験は、どうやって探すのでしょうか？

A32 治験情報は公開されているため、さまざまなウエブサイトから自分で探すことができます。

実は自分で探せる治験情報

　現在、治験を実施する際には、次のいずれかの臨床試験情報登録センターに登録することが法律で義務づけられています。

🌐 臨床研究実施計画・研究概要公開システム（jRCT）
https://jrct.niph.go.jp/

🌐 日本医薬情報センター（JAPIC）
https://www.clinicaltrials.jp/cti-user/common/Top.jsp

🌐 大学病院医療情報ネットワーク研究センター（UMIN-CTR）
https://upload.umin.ac.jp/cgi-open-bin/ctr/index.cgi?function=02

🌐 日本医師会治験促進センター（JMACCT）
https://dbcentre3.jmacct.med.or.jp/JMACTR/

　上記は医療者向けのシステムのため、患者さんが検索するには難しいかもしれません。自分で探す場合は、「臨床研究情報ポータルサイト」か、「がん情報サービス」内の『がんの臨床試験を探す』がよいでしょう。

🌐 臨床研究情報ポータルサイト（国立保健医療科学院）
https://rctportal.niph.go.jp/

🌐 がん情報サービス　がんの臨床試験を探す（国立がん研究センター）
https://ganjoho.jp/ct_chat.html

　これらのウエブサイトでは、上記の4つの登録センターに登録されて

いる臨床研究が検索できます。

　ご自身で治験情報を探すときは、次のことに注意してください。

1．臨床研究が登録されているため情報量が多い。

　たとえば臨床研究情報ポータルサイトで「がん」と検索した場合、現在参加者募集中の臨床研究が1000件以上検出されます。この中でご自身に合った治験を探すのは大変な作業となります。

2．どこの病院で実施しているかがわからない場合がある。

　治験情報は登録されていても、治験を実施している病院が登録されていない場合があります。この場合、「問い合わせ先」から製薬企業等に問い合わせることにより、実施病院がわかる場合もあります。一般の方が問い合わせても回答されないことがあるので、その場合はご自身の主治医から問い合わせてもらうのがよいでしょう。

3．参加者募集中でも参加を受けつけていない病院もある。

　治験は、病院ごとの参加人数が決まっています。一方、検索で表示される「参加者募集」というステータスは、治験全体のものです。そのため、近くの病院で治験を実施していても、その病院が治験参加者を募集しているとは限りません。病院に問い合わせてから受診することをおすすめします。

困ったときの相談先は……？

　自力で探すのは大変そうだと思ったときは、私たちオンコロに相談してください。

　オンコロは、設立以来、製薬企業や病院の依頼により100治験以上の情報を掲載し、コールセンターを設置して、お問い合わせいただいた方へのご対応、手助けを続けてきました。これまでに5000人ほどの治験を探している方たちを支援しており、治験に参加できた方を数多く知っています。

　私たちは、本項で述べている検索サイトのほかに、アメリカ国立衛生

研究所が運営する「ClinicalTrials.gov（https://www.clinicaltrials.gov/）」という海外サイトも駆使して、お問い合わせいただいた方のがん種、現在の状態、居住地に合った治験情報を収集し、参加できそうな治験を提示し、どのような手順をふめば治験に参加できる可能性があるかを助言しています。

　いまでは治験情報が清流化され、「臨床研究情報ポータル」もよりよいものになり、ご自身で治験を探しやすい世の中になりました。しかしながら、「どの治験が自分に合うのかわからない」「情報を手にしてから、どうすればよいかわかない」といったお問い合わせが多くあります。

　この本に示す方法を試してみて、わからないことがあればなんなりとお問い合わせください。

🌐 がん情報サイト「オンコロ」

https://oncolo.jp/

☎「オンコロ」コールセンター

TEL：0120-974-268　平日（月～金）　10：00～18：30

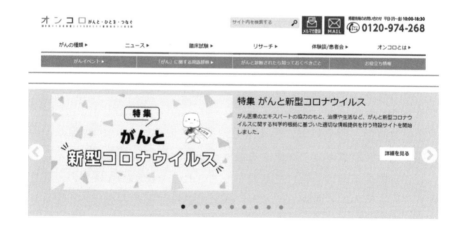

Q33 ほかの病院での治験に参加したいのですが、主治医に反対されないか心配です

A33 治験は主治医の協力なしには参加できません。主治医は患者のことを第一に考えます。もし反対された場合にそれ相応の理由があります。

治験に参加するには主治医の協力が必須

ほかの病院で実施されている治験に参加することはできますが、それには主治医の協力が不可欠です。素人ではその治験に参加できるかどうか判断できませんし、最終的には診療情報提供書（紹介状）を書いてもらう必要があります。

私たちのもとにも「ほかの病院の治験に参加したいというと、嫌な顔をされないでしょうか？」という質問が多く寄せられますが、セカンドオピニオンが受け入れられている現代において、そういうことはあまりないと考えられます。

ただし、主治医は患者さんのことを第一に考えるため、以下を複合的に考えて反対されることがあります。

・**確立された標準療法がある場合**
　すでにある程度の効果がある標準療法があり、治験を選択するメリットが少ない。
・**治験の参加条件に合致する可能性が低い場合**
　紹介状を書いたとしても、おそらく条件に合わないと考えられる。
・**いますぐにでも治療する必要がある場合**
　治験に参加するには時間がかかるが、1日も早く治療をはじめないといけない状態である。

・治験薬の効果に疑問がある場合

　論文等の情報から効果が認められないのでは？　と疑問がある。

・治験を実施する病院が遠方の場合

　治験に参加するためにわざわざ遠方に行く必要はない。

　ここで重要なのは、主治医は「治験参加に反対」なのではなく「参加したいと相談した治験への参加に反対」ということです。もし、反対された場合は納得いくまで理由を確認されることをおすすめします。

かかりつけ病院以外の病院で治験に参加するまでの手順

臨床研究情報ポータルサイト等で検索 https://rctportal.niph.go.jp/	治験情報を集約して一般向けに公開しているホームページで検索。オンコロのような治験情報サイト等であれば、より平易な表現で情報が掲載されている可能性あり。
検索された治験情報が、自分なりに参加条件に合致しているか確認	掲載されている情報の「選択基準」「除外基準」という項目から自身が治験に参加できそうか確認。「がん種」「ステージ」「治療歴」「全身状態」などが合致しているかがポイント。
治験を実施している病院名がわかる場合、病院に問い合わせ ※代表番号先の担当はわからない可能性あり。その場合、病院の治験事務局（治験管理室）などであればわかるはず。	実施している病院がわからない場合、治験情報にある「問い合わせ先」から製薬企業等に問い合わせ。回答がない場合は、主治医から問い合わせれば回答してもらえる可能性が高い。
治験情報を印刷して主治医に相談 診療情報提供書の記載依頼	主治医に相談する際はホームページ上の治験情報を印刷して確認してもらうのがよい。診療情報提供書には「組織型」「治療歴（どんな治療法を時系列でわかるように記載することが望ましい）」を記載するように依頼。それに加え、できれば「腫瘍組織の残存の有無」を確認しておくとよい。
セカンドオピニオン予約 または診療予約	診療予約のほうがその後の展開が早いが、病院によってはセカンドオピニオンでまず来てもらうように依頼があることも多い。なお、同じ病院でも別の診療科にかかってしまうとわからないことがあるため、望む治験が予約する診療科で行われているかを注意したほうがよい。

\<注意すること\>
・いまは参加条件に合致していなくとも、ゆくゆく合致する可能性があることもあります。
・病院ごとに担当する患者数が決まっており、治験自体実施していても、その病院では受け入れが終わっている可能性があります。また、問い合わせした時は受け入れていても、実際に治験実施している病院にかかったときは受け入れが終わっている可能性もあります。

Q34 治験には知らず知らずのうちに参加してしまっているものなのですか？

あり得ません。医師は、治験の参加打診において、きちんと説明を行い、十分に理解をしていただいて自由意思のもと、同意を得る必要があります。

　私たちに寄せられる相談に、「知らず知らずに、自分が治験に組み込まれているのではないかと心配です」というものが意外と多くあります。しかし、そのようなことはありませんので安心してください。

　がんと診断され、治療方針を決めていく際、医師と患者さんは時間をかけて話し合い、文書にまとめ、最終的にその文書に署名して合意します。治験においても同様のプロセスが行われます。これをインフォームドコンセントといい、耳にしたことがあるかもしれません。インフォームドコンセントは説明と同意といった意味です。すべての治験は、治験担当医師等から「同意説明文書」などを使って患者に治験の内容を説明し、患者さんが、自らの意思で同意する必要があります。

　治験の同意説明文書に最低限記載する事項は法律で決まっており、「治験とは？」、「治験内容（スケジュールや参加できる基準）」、「治験に参加することで予想されるメリット・デメリット」、「治験に参加しない場合の治療について」、「患者さんに支払われる費用について」、「個人情報の取り扱い」などがそれにあたります。

　治験は治療選択の１つになり得ますが、安全性や有効性が確立されているものではありません。治験参加の検討について十分に時間を与えることも法律で定められているので、治験の打診があった場合はご家族とよく相談し、不明点は医師に質問し、納得のもと参加してください。

Q35 治験に参加した場合の医療費の支払いはどのようになりますか？

A35 多くの治験において、治験薬の費用の支払いはありません。また、治験に参加することの負担に対する軽減費が支払われます。

治験薬の費用負担はほぼない

治験で、治験薬の費用を患者に負担させることは、一部の医師主導治験の例外があるものの、ほぼあり得ません。そのほか、治験に関連のある検査の実施費用は、治験薬を開発している製薬企業等が支払うことが多いです。

一般的に治験に参加した場合、治験参加による来院回数の増加や検査項目の増加などを軽減するために、負担軽減費という費用を受け取ることができます。

負担軽減費は、多くの場合、同意取得後から治験薬の最終投与後の観察期間が終了するまでが対象となります。基本的には、来院1回につき7000円から1万円を支払うというケースが多いです。この支払額は治験の内容やその対象疾患によって違います。また、支払額に関してはその治験審査委員会にて審査され、支払額の妥当性を検討した結果、決定さ

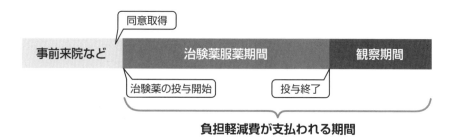

れます。

がんの治験で実施される代表的な検査

　前ページで、検査項目数の増加による負担を減らすため、患者さんには負担軽減費が支払われると書きました。では、どのような検査を行うかというと、がん分野の治験では次の検査を実施します。

　・血液検査や尿検査

　・腫瘍マーカー検査

　・心電図検査

　・レントゲン

　・CT

　・そのほか、PET検査やエコー検査、骨シンチグラム検査

　また、現在の開発されている薬剤は分子標的薬が多く、腫瘍組織の遺伝子変異やバイオマーカーが非常に重要になります。よって、治験に参加される前に腫瘍組織を採取して病理検査する必要があります。なお、この組織は必ずしも治験実施病院（以下すべて変えたい）にて採取せずとも問題なく、たとえば手術にて摘出した組織等でも問題ないケースも多いです。

　近年では遺伝子変異などのバイオマーカー（薬剤効果予測因子）に注目して治験が実施されることが多いため、がんの治験ではバイオマーカーの検査が行われることが増えてきました。

　これらの治験では、事前の検査結果により治験薬が有効の可能性が高い方のみ参加することになります。

Q36 治験はいつでもやめることができますか？

A36 患者さんの意思でやめることができ、ペナルティや不利益なことはありません。

治験へ参加するかどうかは患者さんの意志で決められる

治験への参加は、患者さんの自由意志によることが大前提です。強要されるものではありません。よって、治験に参加後も、いつでも自由意思によって取りやめることができます。ただし、治験を安全に終了するために、治験の取りやめを決定された後でも、フォローアップのための検査等を実施することがあります。

治験に参加したもののやめたい場合は、治験担当医師や治験コーディネーターなどにご相談ください。

治験を中止した場合や治験に参加しなかった場合でも、医療上不利益を講じられることはありません。

治験参加後の症状等への補償は？

治験のデメリットとして、効果が確立していない、副作用が未知数などのことをあげました。そのため、治験に参加したところ、副作用と思われる症状が想定以上に重く出てしまった、というようなことが起こる可能性もゼロではありません。その場合、自分の意思で参加を決めたのだから、泣き寝入りするしかないと思う方もいらっしゃるでしょうが、補償される場合もあります。

補償とは違法性を前提としない責任のことで、治験との因果関係が認

められた副作用による健康被害があった場合、定額・一律で補償額の金額が支払われます。

医薬品企業法務研究会の「被験者の健康被害補償に関するガイドライン」でその補償基準が明文化されています。

補償基準は、医療費や医療手当、補償金の3つに分類することができます。ただし、抗がん剤や免疫抑制剤などに関しては補償金の制限が設定されており、ほとんどが医療費や医療手当のみの支払となります。その理由として抗がん剤や免疫抑制剤は、ほかの医薬品と同列には論じられないと考えられるためです。

したがって、薬剤や対象疾患の特性や被験者の便益、リスク等を評価した上で治験実施計画書ごとに補償の内容は定められるべきと、このガイドラインでは言及されています。

なお、これらの補償に関する事項も、インフォームドコンセントを取得する際、治験担当スタッフから説明されますので、きちんと確認することをおすすめします。

治験コーディネーター（CRC）とは？

治験コーディネーターは、病院で、忙しい治験担当医をフォローする治験専門のスタッフです。治験コーディネーター自身は医療行為を行わないことがほとんどですが、皆、なんらかの医療資格を保有しているか、保有していなくとも相応のトレーニングを受けて従事しています。外来時、治験コーディネーターがつきそい、こと細かく症状を確認することから「手厚い」と感じることが多いです。在宅時にちょっとしたことが起こった場合は、治験コーディネーターに相談することも可能で、治験に参加する患者さんにとってなくてはならない存在です。よりくわしいことは、以下の記事を参考にしてください。

🌐 オンコロ　治験特集『国立がん研究センター東病院の治験実施体制』
　VOL.1　臨床研究（治験）コーディネーターのお仕事
https://oncolo.jp/news/clinicaltrial_ncce

Q37 治験参加のメリット・デメリットはありますか？

A37 メリットは「新しい治療法を受けられる」こと。デメリットもあるので注意が必要です

　「新しい治療が受けられる！」という点では、治験に飛びつきたくなるかもしれませんが、もちろん、メリットとデメリットがあります。

▶**代表的なメリット**

・治験に参加することで、これまでにない新しい治療法を受けられる
・治験を安全に遂行するために、手厚い検査が受けられる
・副作用が起こった場合でも、迅速かつ適切な処置が行われる
・治験によっては、検査費用が無料になるなど経済的なメリット

▶**代表的なデメリット**

・まだ認可されていない薬であるため、効果が立証されていない
・予期しない副作用が起きる可能性がある
・対照薬がある治験の場合は、目的とする治験薬を使用できない場合がある

治験参加に際して、守らないといけないこともある

　また、治験に参加できるとなった場合に、患者さんが守らなければならないこともあります。

　たとえば、治験は通常の診療とは別に定められた来院日があります。ときには入院もあるかもしれません。そのほかに患者日誌の記載をお願いされることもあります。これらは安全に治験を行うことや治験薬を評価するために設けられている大切なものです。また、当然のことながら

処方された治験薬を正しく使用する必要があります。

　一方、治験参加期間中、気分が悪くなったり、体調がかんばしくないと感じたりしたときはすぐに治験担当スタッフ等に連絡してください。

治験中にほかの病院を受診するときの注意点

　治験参加中も、治験実施病院以外の病院等で診療を受けることは可能です。しかし、治験を安全に遂行するためにも、治験担当医と相談してください。

　なお、治験に参加した場合「治験参加カード」といったカードを渡されることが多いです。これには治験の概要や、治験中に使用を禁止されている薬剤などが記載されています。ほかの病院にかかったときに提示することで、併用禁止薬の処方等を避けることができます

治験中のプライバシーは保護されている

　治験を受ける方の不安として多いのが、「プライバシーは守られるかどうか」です。これは守られるので安心してください。

　昨今、個人情報保護法の重要性がいわれており、医療業界においても個人情報の保護は厳格化されています。厚生労働省は「医療・介護関係事業者における個人情報の適切な取扱いのためのガイドライン」などを策定し、個人情報を「生存する個人に関する情報であって、当該情報に含まれる氏名、生年月日、その他の記述により特定の個人を識別することができるもの」と定義しています。その他の記述により特定の個人を識別することができるものとしては、カルテ番号や保険証番号などがあげられます。また、治験でCTやMRI、X線などのフィルムのコピー等の転記されるID等も個人情報に該当するため、治験に携わる医療従事者は気をつけてそれら資料を取り扱う必要があります。

　治験でも、当然、個人情報は厳重に管理されており、製薬企業に提供される治験データは匿名化されて提供されますのでご安心ください。

最新治療を試すには、
治験しかないですか？

A38 「未承認薬を使用できる制度」として、拡大治験や
患者申出療養制度があります。治験と似ていますが、
参加までのプロセスが違います。

　治験について調べていくと「拡大治験」や「患者申出療養制度」とい
う言葉を見つけることがあるかもしれません。これらは、どちらも未承
認薬を使用した治療という意味では、治験と似ています。ただし、いく
つかの点で違いもあります。

治験の対象とならなくとも治験に参加できる可能性のある拡大治験

　拡大治験（人道的見地から実施される治験）とは、既存の治療法が有
効でなく、すでに実施している治験の対象とならない患者に対して未承
認薬を提供する制度です。拡大治験の計画は製薬企業等の開発者に委ね
られます。

　これではよくわからないと思いますが、私たちが拡大治験を調査した
ところ、以下の特徴が認められました。

1．承認申請された薬剤が、販売されるまでの間に実施されることが多い

2．拡大治験の参加条件は、承認申請が行われた適応・薬剤の第3相試
　　験に同様の場合が多い

3．A製薬企業はほとんどの薬剤において承認申請と同時期に拡大治験
　　をはじめる一方、B製薬企業は全く行わない、など、製薬企業によ
　　って判断が異なる

4．拡大治験に治験薬の無償提供義務はないが、通常の治験と同じく無
　　償提供の場合が多い

　なお、現在実施されている拡大治験は独立行政法人医薬品医療機器総合機構（PMDA）のホームページに掲載されており、ウエブサイトで「PMDA　治験情報の公開　拡大治験」と検索すると探し出すことができます。

🌐 主たる治験情報及び拡大治験情報（PMDA）

https://www.pmda.go.jp/review-services/trials/0019.html#1

患者の「闘いたい」気持ちに応える患者申出療養

　患者申出療養とは、困難な病気と闘う患者さんの「未承認薬等を使用したい」という思いに応えるため、患者さんからの申出を起点とする新たな仕組みとして創設された制度です。将来的に保険適用につなげるためのデータ、科学的根拠を集積することも目的しています。

　治験や拡大治験は製薬企業等が計画し、実施する病院ごと治験審査委員会にて審議されます。先進医療は病院が計画し、厚生労働省の先進医療会議にて審議されます。一方、**患者申出療養は、患者自らが病院が作成した資料と共に厚生労働省に申請し、厚生労働省の患者申出療養評価会議にて審議されます。**

　本制度は、保険診療に保険診療外の治療の混合診療を認める保険外併用療養費制度の枠組みのため、患者申出療養にで使用許可を得た治療自体は保険診療で使用することはできません。これにより、治療に数十万から数百万円の費用が掛かる可能性があります。一方、がんゲノム医療の項でも述べたとおり、パネル検査によって遺伝子に異常が見つかった場合の分子標的薬の費用が無償となる本制度を活用した臨床試験があります。ただし、がん種、病院、治療法などに条件があるので、必ず治療を受けられるというわけではありません。

　少し難しいですが、患者申出療養の最新情報や実績等は、患者申出療養評価会議の資料や議事録を見ることにより確認することができます。

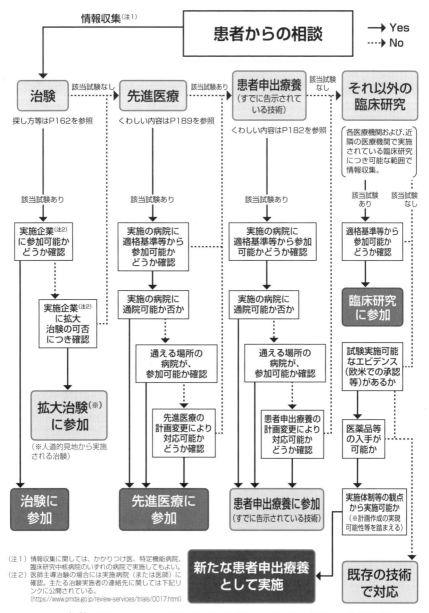

患者からの相談

情報収集（注1）

→ Yes
┈┈▶ No

治験
探し方等はP162を参照

該当試験なし →

先進医療
くわしい内容はP189を参照

該当試験あり →

患者申出療養
（すでに告示されている技術）
くわしい内容はP182を参照

該当試験なし ┈┈▶

それ以外の臨床研究
各医療機関および、近隣の医療機関で実施されている臨床研究につき可能な範囲で情報収集。

該当試験あり

実施企業（注2）に参加可能かどうか確認

実施企業（注2）に拡大治験の可否につき確認

拡大治験（※）に参加
（※人道的見地から実施される治験）

治験に参加

該当試験あり

実施の病院に適格基準等から参加可能かどうか確認

実施の病院に通院可能か否か

通える場所の病院が、参加可能か確認

先進医療の計画変更により対応可能かどうか確認

先進医療に参加

該当試験あり

実施の病院に適格基準等から参加可能かどうか確認

実施の病院に通院可能か否か

通える場所の病院が、参加可能か確認

患者申出療養の計画変更により対応可能かどうか確認

患者申出療養に参加
（すでに告示されている技術）

該当試験あり　　該当試験なし

適格基準等から参加可能かどうか確認

臨床研究に参加

試験実施可能なエビデンス（欧米での承認等）があるか

医薬品等の入手が可能か

実施体制等の観点から実施可能か
（※計画作成の実現可能性等を踏まえる）

新たな患者申出療養として実施

既存の技術で対応

（注1）情報収集に関しては、かかりつけ医、特定機能病院、臨床研究中核病院のいずれの病院で実施してもよい。
（注2）医師主導治験の場合には実施病院（または医師）に確認。主たる治験実施者の連絡先に関しては下記リンクに公開されている。
（https://www.pmda.go.jp/review-services/trials/0017.html）

参考：https://www.mhlw.go.jp/stf/shingi/other-hoken_348199.html

がん遺伝子パネル検査後の患者申出療養

がん遺伝子パネル検査で遺伝子の異常が見つかっても、治療自体がないものも多く、あったとしても保険診療で受けられないことが問題となります。その受け皿として、患者申出療養制度を活用した臨床試験がスタートしました。BELIEVE試験といわれるこの研究についてお話をうかがいました。

お話ししてくれた医師
国立がん研究センター中央病院 乳腺・腫瘍内科　下井 辰徳先生

がん遺伝子パネル検査の結果によって、治療を受けられた患者さんは3.4%。治療を受けられるようにするスキームが必要

　がんゲノム医療は、がんのゲノム、特に遺伝子の異常を検査した結果により、診断・予後推定・治療を行うことをいいます。すでに、保険適用となっている治療薬を投与したほうがよいかどうかの判断に用いられる遺伝子の異常は20個あまりもあり、その結果に基づいて、それぞれを標的とした分子標的薬が使用されます。これまでは、その遺伝子の異常は1つ1つ調べられて、保険適用薬の選択がなされてきたわけですが、がん遺伝子パネル検査は100個以上の遺伝子を一気に調べることができます。ちなみにがんの遺伝子の特徴を網羅的に調べておくことを、**がんゲノムプロファイリング検査**と呼びます。その結果をもって治療選択を行うこともできうるのです。

　この検査はずっと自由診療として行われてきましたが、1年ほど前から、保険診療で実施できるようになりました。ただし、治療の最初に行えるわけではなく標準治療がなくなる段階でないとできま

せんし、遺伝子の異常に対応した薬剤が見つかるかどうかや、見つかったあと、実際に治療につなげられるかどうかが課題となります。

　がんゲノムプロファイリング検査の結果によって治療を受けられる方法は「①治験で未承認の薬剤を使用する」「②ほかのがん種で承認されている薬剤を保険適応外で使用する」「③承認されている薬剤を使用する」の3つになりますが、がん遺伝子パネル検査が保険適用になってから7カ月間で、がんゲノム医療中核拠点病院でがん遺伝子パネル検査を行った患者さんのうち、実際に治療につながったのは747名のうち28名（3.7%）と低いものです。

　なお、国立がん研究センター中央病院が実施した臨床研究において、がん遺伝子パネル検査を実施した患者さん187名のうち治療につながりうる遺伝子異常は111名（59%）、実際に見つかった遺伝子異常に合致した治療を実施した患者さんは25名（13%）と、先ほどの説明よりは少し高いものでした。それでも治療につながる遺伝子異常があるにもかかわらず治療を受けられなかった患者さんは46%にのぼるわけですから、こういった患者さんをどのようにして救いあげていくかが課題となります。

がん遺伝子パネル検査の受け皿試験「BELIEVE試験」とは？

　がん遺伝子パネル検査結果によって治療を受ける方法で一番よいのは治験に参加することですが、治験に参加できる方は少ないです。次の方法は先進医療として、ほかのがん種で承認されている薬剤を適応外使用することですが、抗がん剤の効果を見るために実施されている19の先進医療のうち、遺伝子異常に基づいた治療薬の研究はメラノーマを対象にした1つしかありません。そこで、2019年10月、その受け皿となるべく**患者申出療養制度を活用した**臨床研究BELIEVE（ビリーブ）試験、通称「受け皿試験」を開始しました。

　この患者申出療養制度を活用した「BELIEVE試験」は**がんゲノム医療中核拠点病院で受けることができます**。そして、ノバルティス ファーマ、中外製薬、小野薬品工業、ファイザー製薬、大塚製薬といった製薬企業から薬剤を無償で提供してもらっており、2021年2月時点では、**13種類の薬剤については無償で、効果がなくなるまで、または副作用等で中止するまで受けることができます（今後、ファイザー製薬、大塚製薬からも、薬剤が無償提供されることが決まっています）**。患者申出療養として参加するには、約40万円程度の費用がかかるのですが、それでも、1カ月の抗がん剤投与で約25～164万円程度は最低かかる医薬品を対象にしていることを考えると、この研究に参加することで、患者さんの負担は軽減されると思っています。

　本来、製薬企業はこの研究に対して無償で薬剤を提供するメリットは大きくなく、むしろ、適応外のがん種に対して薬剤を使用することによる、いままでに見ない副作用のようなネガティブな情報が集まりやすくなってしまうデメリットのほうが多いです。それでも患者さんのためにと薬剤無償提供を許可していただいた、各製薬企業の判断に、心から感謝しています。

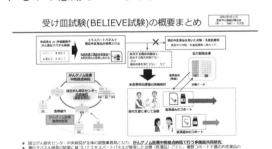

受け皿試験(BELIEVE試験)の概要まとめ

* 国立がん研究センター中央病院が全体の調整事務局となり、**がんゲノム医療中核拠点病院で行う多施設共同研究**。
* 遺伝子パネル検査の結果に基づいてエキスパートパネルが推奨した治療（医薬品）ごとに、複数コホートで適応外医薬品の治療を行うプラットフォーム試験の臨床研究として実施する。

　BELIEVE試験には、オプジーボ単剤療法やタフィンラーとメキニストの併用療法を受ける方が比較的多いです。しかしながら治療ができたといっても、その患者さんにとって医薬品が有効だったかを振り返るのはこれからです。その疾患に対して適応がない医薬品による治療を受け、緩和治療のみで療養するよりも長生きできる、

体調がよくなった、幸せになった、満足したといったデータは、いまのところありません。がん遺伝子パネル検査が**検査のみで終わらず、実際に治療に結びつくこと、それが本当に患者さんのためになることの証明が、今後の課題**だと思っています。

そこで、BELIEVE試験には、がん遺伝子パネル検査を受けた方を治療につなげるという目的のほかに、もう1つのゴールがあります。それは、薬剤承認へのきっかけをつくることです。この試験で、実際にがん遺伝子パネル検査で見つかった遺伝子異常に対して薬剤を投与した結果、有効である可能性を見出し、企業治験・医師主導治験等に進むことができることを目指していきたいと思います。

保険診療にてがん遺伝子パネル検査を受けた場合、エキスパートパネルという委員会で認められた遺伝子異常に基づいた治療の選択肢が議論され、報告書が作成されます。報告書は主治医に提示されますが、BELIEVE試験に参加できる可能性がある場合はその旨が記載されることになっています。まだ「遺伝子パネル検査→治療」が有効かどうかはわかりません。それでも検討していきたい場合は主治医と相談のもと、がん遺伝子パネル検査が実施可能ながんゲノム医療の専門的な病院（がんゲノム医療中核拠点病院、がんゲノム医療拠点病院、がんゲノム医療連携病院）を訪れてみてください。

プロフィール

下井 辰徳（しもい・たつのり）

国立がん研究センター中央病院 乳腺・腫瘍内科 医長。2007年、岐阜大学卒業後、2013年より国立がん研究センター中央病院 乳腺・腫瘍内科に所属。2017年、厚生労働省保険局医療課で患者申出療養、ゲノム医療などに関する医療行政を担当。2019年、国立がん研究センター中央病院に戻り、2020年7月より現職。

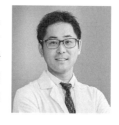

（本コラム以外の文責はがん情報サイト「オンコロ」にあります）

Q39 最新治療を調べていると見かける 先進医療ってなんですか？

A39 先進医療とは、保険診療対象外の治療法（自由診療）について、特別に自由診療と併用できる制度であり、必ずしも最先端の医療というわけではありません。

先進医療＝最先端の治療ではない

先進医療は、ある基準を満たした場合、「保険診療の対象とならない自由診療」と「保険診療」の併用を認める制度です。現在、81種類の医療が該当します。

日本では、原則、自由診療を受ける場合はそのほかの保険診療も100%自己負担となるというルールがあります。たとえば、自由診療で100万円かかり、保険診療で60万円かかる場合、後者の60万円も保険が適応されません。しかしながら、先進医療に認められた医療を受けた場合、保険診療部分は保険が適応され自己負担が軽減され、3割負担の方であれば20万円（正確には高額医療制度も適応され10万円程度）の自己負担となる制度です。

これのことから、先進医療とは「制度」のことであり、最先端の医療かというと必ずしもそうではないということになります。日本において、本当に効果と安全性が立証された場合は保険診療として扱われます。それゆえ、**「先進医療に該当する」ということは、現時点では効果や安全性が立証されていない**ということになります。

どのように先進医療の対象の医療を決めているか？

先進医療に該当する医療はどのように決定するかというと、医療機関からの申請により厚生労働省の先進医療会議で決定します。先進医療に

は、先進医療Aと先進医療Bとの2種類があり、先進医療Bは臨床研究の実施の必要性を含み、先進医療技術審査部会によって厳しく審査されます。次のページには厚生労働省のホームページに掲載されている決定のフローを示しました。

🌐 厚生労働省「先進医療の概要について」
https://www.mhlw.go.jp/stf/seisakunitsuite/bunya/kenkou_iryou/iryouhoken/sensiniryo/index.html

🌐 厚生労働省「先進医療の各技術の概要」
https://www.mhlw.go.jp/topics/bukyoku/isei/sensiniryo/kikan03.html

先進医療会議における審査の流れについて

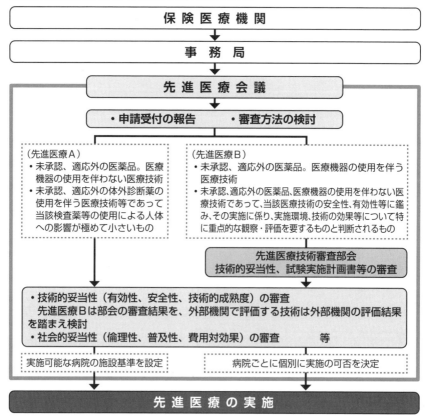

厚生労働省「保険診療と保険外診療の併用について」を参照
https://www.mhlw.go.jp/topics/bukyoku/isei/sensiniryo/heiyou.html

Column | YouTube 「OncoloChannel」

　オンコロでは多くの情報を取り扱っています。最近ではYouTubeでも配信をはじめました。チャンネル名は「OncoloChannel」です。そこでは、がん種ごとの細かい治療法も配信しています。以下におすすめの動画タイトルを列挙しますので、視聴いただければ幸いです。

🌐 **がんとアピアランス**
講師：東京大学医学部附属病院　乳腺・内分泌科外科助教/がん相談支援センター副センター長　分田 貴子先生
https://youtu.be/pmYQRx3aMaY

🌐 **がんと栄養**
講師：京都府立医科大学附属病院 呼吸器内科学教室　教授　高山 浩一先生
https://youtu.be/TkxRcJ3GJ6E

🌐 **がんと新薬開発のプロセス**
講師：近畿大学病院　腫瘍内科教授　中川 和彦先生
https://youtu.be/h55f6lGFCgs

🌐 **がんと放射線治療**
講師：国立がん研究センター東病院　放射線科　医長　全田 貞幹先生
https://youtu.be/yYMhFYs-vfc

🌐 **がんと検診**
講師：国立がん研究センター社会と健康研究センター検診研究部部長　中山 富雄先生
https://youtu.be/mR3Sl-uaBFw

🌐 **笠井信輔のこんなの聞いてもいいですか「がん先端医療の受け方〜臨床試験とは〜」**
講師：土井 俊彦先生（国立がんセンター東病院 副院長（研究担当）先端医療科長）
https://youtu.be/psuJ4hTu0wF

● **がんと新型コロナウイルス**
　コロナウイルスについても、オンコロ上に特設ページを用意しているほか、更新が早いため定期的に動画配信しています。

🌐 **がんと新型コロナウイルス（https://oncolo.jp/can_cov/movie/）**
多くの患者さんの質問に対して様々ながん専門医が個別に回答

🌐 **新型コロナウイルスの最新情報。がん患者はどうすればいいの？ 〜笠井信輔のこんなの聞いてもいいですか？ 2021〜（https://youtu.be/KUZiWrQnyYo）**
講師：近畿大学医学部免疫学教室教授　宮澤 正顯先生

おわりに

　2017年6月、日本実業出版社の山田聖子氏から「がんに関する最新医療を掲載する本」を出版したいので監修医師を紹介してほしいと問い合わせが来ました。そこで話を聞いてみると、すでにその内容はできあがっていましたが、患者さんが本当に必要な情報が入っていないと思われました。そこで「がん治療に本当に役立つ本をつくりましょう」と伝え、情報をまとめ直すことから始めて3年半。我々の主戦場であるウエブメディアは「動的なもの」で「情報更新と共に簡単に改編できるもの」である一方、本は「静的なもの」という違いに苦しみましたが、やっと形になったことを嬉しく思います。

　今回、あえて医師の監修という形をとらずに、インタビューという形で多くの医師にご協力いただくカタチにしたのには意図があります。オンコロは正確ながん情報提供者として自負がありますし、医師による教科書的な解答ではなく、患者さんにとってより実践的な、役立つ情報をお伝えしたかったのです。特に第4章の「治験の内容」については、5年以上にわたり治験情報を取り扱い、患者さん・家族の方に接してきたオンコロのノウハウを詰め込んだつもりです。

　しかしながら、医療は変わっていくものです。この3年半の間にも本庶佑先生がノーベル賞を受賞して、ゲノム検査が保険診療として認められるなど、さまざまなことが起こっています。きっと、この本に掲載した「最新の医療」もすぐに当たり前の医療として溶け込むことでしょう。

　もし、本の内容でわからないことがあれば何なりとオンコロにお問い合わせください。我々にできることは真摯に対応していきたいと思います。

　最後に、3年半という長きにわたり根気よく待ち続け、最後の最後まで奔走してくれた山田聖子氏に謝辞をおくり、あとがきとさせていただきます。

執筆・編集・文責　可知健太

オンコロスタッフ

事業責任者（3Hクリニカルトライアル株式会社　取締役副社長）

可知健太（執筆・編集・文責）

サービス責任者

濱崎晋輔

編集長

茂木孝裕（インタビュー）

イラストレーター

橘真依（巻末まんが等）

スタッフ

中山裕樹、中島香織、高橋未果

大内明香、吉田瞳、深谷絢子

熊谷知泰、山﨑和樹、関根南々帆

渡辺安李、恒川信一、山﨑由美

アドバイザー／協力

柳澤昭浩、川上祥子、鳥井大吾

3Hクリニカルトライアル株式会社

代表取締役 滝澤宏隆

医療ライター／協力

大場真代氏

小島あゆみ氏

田中智貴氏

村上和巳氏

渡辺千鶴氏

がん情報サイト「オンコロ®」とは？

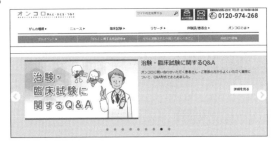
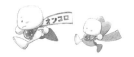

https://oncolo.jp/

　がん情報サイト「オンコロ」は３Ｈクリニカルトライアルが運営するがん情報サイトです。「がんという大変な病気と闘うにあたり、正しい情報を届ける」ことをミッションに、2015年にオープンしました。多くのがん専門医の協力のもと、信頼度の高い情報配信を続け、現在の月間PVは100万を超えます。インターネットでのがん情報配信だけでなく、セミナーの開催、患者向けのヘルプデスクなど活動は多岐にわたり、今までに２万人以上のがん患者さんと接してきました。

●オンコロをあらわす数字

月間アクセス 100万	セミナー開催 200回	掲載臨床試験 120試験
治験問い合わ数 5000人	接点をもった患者 20000人	接点をもった医療者 1000人

●情報コンテンツ

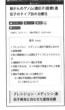

基本情報
がん種ごとの情報や全般的な基本情報を掲載。

最新情報
一般の方が収集しづらい論文や学会の情報を中心に配信。難易度は高め。

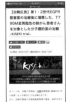

治験情報
製薬企業や病院からの依頼の治験情報を掲載。専用ヘルプデスクを設置。

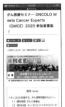

セミナー
毎週、がんに関するセミナーを実施。現在はWebセミナーが主軸。

調査
がんに関するアンケートやインタビューを実施。謝礼有の調査も多数掲載。

オンコロは、医療・健康関連ウェブサイトの質と信頼性改善に取り組むHealth On the Net Foundationが審査する医療情報サイトの信頼性基準を満たしており、認証コード（HONコード）を取得しています。

免疫のシゴト

～免疫療法を正しく理解するために 知っておきたいこと～

近年、注目と期待が高まる「がん免疫療法」。免疫療法の仕組みを理解するためには、免疫について知りましょう。がん情報サイト「オンコロ」に掲載の漫画を再構成して紹介します（206ページからはじまります）。

いかがでしたか？
免疫細胞たちは、このように
私たちの体の中で
ウイルスやがんと闘っています。

「がん」というと
「死」のイメージがつきまとい、
健康な人には縁遠い病気のように
思うかもしれません。

しかし、現在、2人にひとりが
「がん」に罹患すると言われています。
つまり、「がん」は身近な病気なのです。
身近な病気に対する治療を学ぶことは、
ある意味充実した人生を送るために
必要な勉強なのかもしれません。

がん治療を正しく学び、
その長所と短所を理解することは、
「がん」になっても安心して
暮らせる社会を作ることに貢献します。
一緒に「がん」について学びましょう！

マンガは右開きです！
後ろから読んでね！

<免疫のシゴト　おわり>
この漫画は再構成されたものです。
オンコロのwebサイトで全ページ閲覧できます！

　免疫細胞は、趣味でバイクに乗っている善良な市民を、
悪い不良グループと見誤って逮捕しないように心がけていると
先ほど説明しました。これは免疫細胞が暴走し、正常な細胞を攻撃しない
ように作られた仕組みで「免疫チェックポイントシステム」と言います。
「免疫チェックポイントシステム」に異常があると、免疫異常の病気になります。

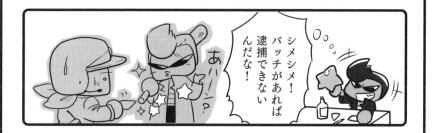

　がん細胞は、この免疫の仕組みの裏をついて、身分証明書に逮捕に踏み切れない
ような情報を加え「免疫チェックポイント」を作動させてしまいます。
　「免疫回避」と呼ばれ、免疫細胞を強化したとしても、がん細胞の攻撃そのもの
ができないため非常にやっかいです。

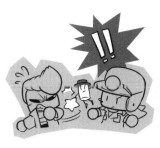

　最近、この「免疫チェックポイント」を外し、
免疫に「攻撃OK」の指令を届ける「免疫チェッ
クポイント阻害剤」という薬が注目されています。
　日本では現在様々ながん種で使用されていて、
使用効果が認められています。また、その他のがん
種でも臨床試験（治験）が実施されています。
　全世界で期待されている新薬ですが、今までの
抗がん剤とは全く異なる自己免疫疾患のような副
作用が確認されていますので主治医の方と相談し、
使用するかどうか決めてください。

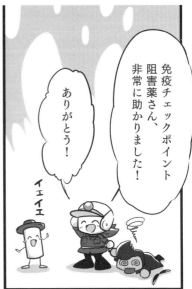

免疫チェックポイント
阻害薬さん、
非常に助かりました！

ありがとう！

イェイェ

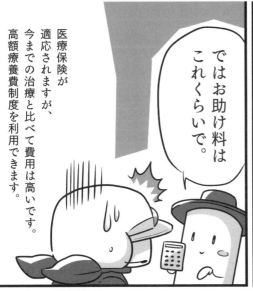

医療保険が
適応されますが、
今までの治療と比べて費用は高いです。
高額療養費制度を利用できます。

ではお助け料は
これくらいで。

それから…

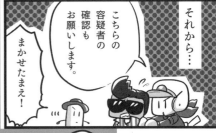

こちらの
容疑者の
確認も
お願いします。

まかせたまえ！

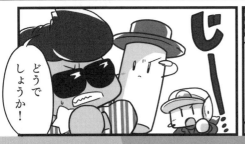

どうで
しょうか！

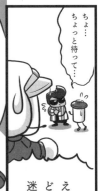

ちょ…
ちょっと待って…。

え？大丈夫？
どこで
迷ってるの？

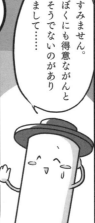

すみません。
ぼくにも得意ながんと
そうでないのがあり
まして……

佐々木先生のポイント

免疫チェックポイント阻害剤にも
効果の差があります。

それは、がん細胞の遺伝子異常の数が
関係していると考えられています。遺伝子
変異の数が多いほど、がんに対する免疫が
高まっていることが予想されています。

そのため、遺伝子異常の多い種類のがんでは
免疫チェックポイントを解除することで
効果が期待できると考えられています。
これから確認作業が必要です。

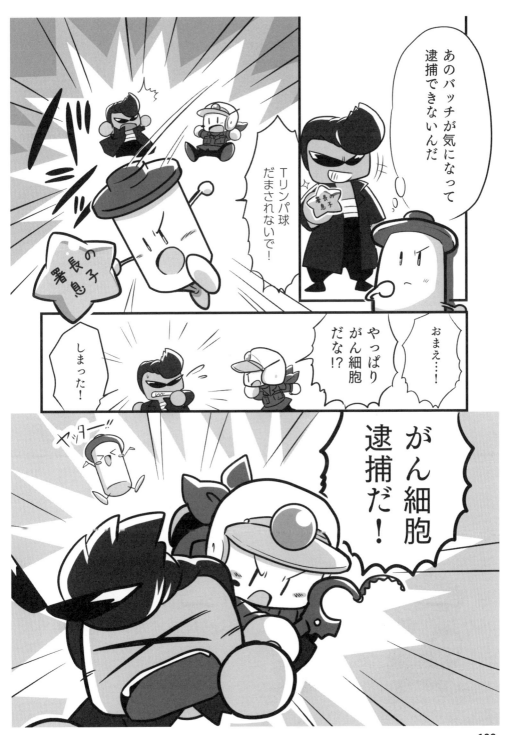

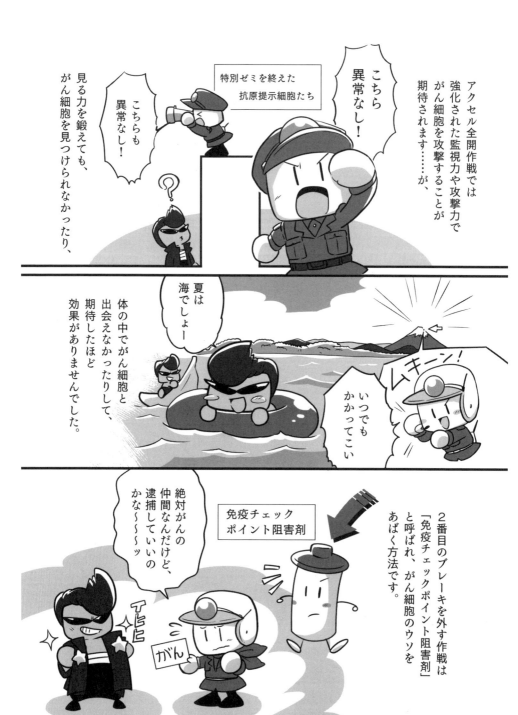

アクセル全開作戦では強化された監視力や攻撃力でがん細胞を攻撃することが期待されます……が、

特別ゼミを終えた抗原提示細胞たち

こちら異常なし！

こちらも異常なし！

見る力を鍛えても、がん細胞を見つけられなかったり、

夏は海でしょ—

いつでもかかってこい

ムキーン！

体の中でがん細胞と出会えなかったりして、期待したほど効果がありませんでした。

2番目のブレーキを外す作戦は「免疫チェックポイント阻害剤」と呼ばれ、がん細胞のウソをあばく方法です。

免疫チェックポイント阻害剤

絶対がんの仲間なんだけど、逮捕していいのかな〜〜〜ッ

がん

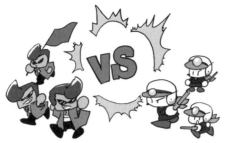

このように
私たちの体の中では
日夜、免疫細胞と
がん細胞の攻防が
行われています。

免疫細胞をお薬や
細胞でサポートするのが

免疫療法 なのです。

がんの免疫療法と呼ばれているものは
数多く存在しますが、
まだ研究中のものも含めて
治療戦略としては３つに大別されます。

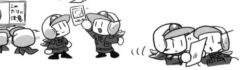

アクセル全開作戦

●機動隊の動員指令

リンパ球やNK細胞を
インターロイキンなど体の内外で刺激して増やす

> 例）インターロイキン療法（保険診療）
> ☆自己リンパ療法（自由診療）
> ☆Ｔリンパ球療法（臨床試験中）

●情報をたくさん流す

Ｔリンパ球がわかりやすいように氏名手配書をたくさん発行する

> 例）☆がんペプチドワクチン療法（先進医療）
> ☆樹状細胞ワクチン療法（先進医療）
> ☆…未だ有効性、安全性が確認されておらず、保険診療では使用できません。

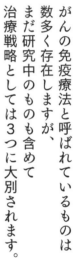

ブレーキを外す作戦

ブレーキをはずす薬の投入

免疫チェックポイントをブロックする！

> 例）免疫チェックポイント阻害剤（保険診療）

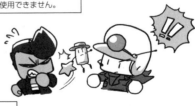

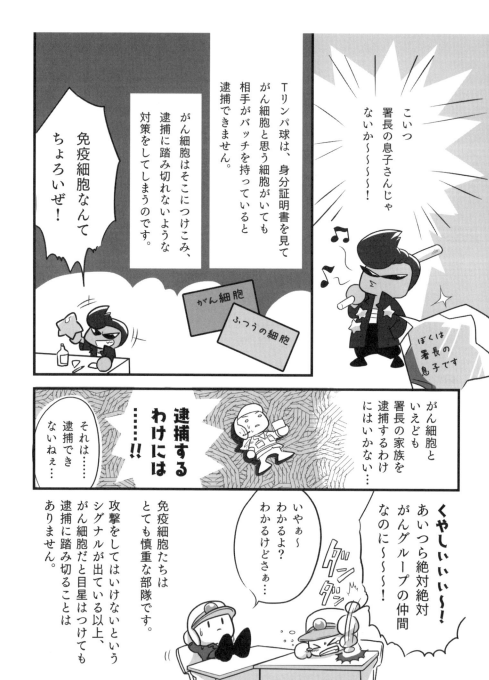

こいつ署長の息子さんじゃないか〜〜〜！

ぼくは署長の息子です

Tリンパ球は、身分証明書を見てがん細胞と思う細胞がいても相手がバッチを持っていると逮捕できません。

がん細胞はそこにつけこみ、逮捕に踏み切れないような対策をしてしまうのです。

免疫細胞なんてちょろいぜ！

がん細胞

ふつうの細胞

がん細胞といえども署長の家族を逮捕するわけにはいかない…

くやしいいい〜！あいつら絶対絶対がんグループの仲間なのに〜〜〜！

いやぁ〜わかるよ？わかるけどさぁ…

逮捕するわけには……!!

それは……逮捕できないねぇ…

免疫細胞たちはとても慎重な部隊です。

攻撃をしてはいけないというシグナルが出ている以上、がん細胞だと目星はつけても逮捕に踏み切ることはありません。

※偽造情報はひとつとは限りません。
※人間界では悪いことをした人がどんな立場の人でも、警察はきちんと逮捕します！

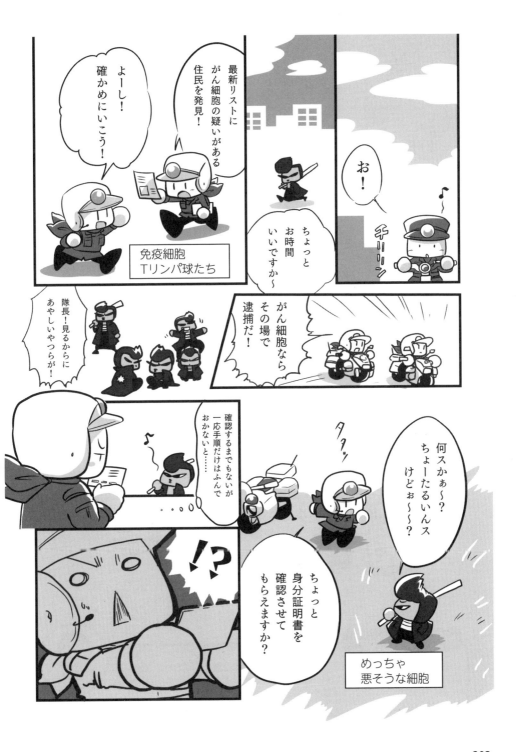

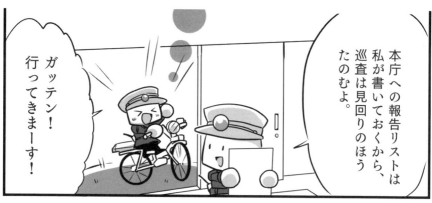

本庁への報告リストは私が書いておくから、巡査は見回りのほうたのむよ。

ガッテン！行ってきまーす！

ぼくら免疫細胞はそれぞれ役割があり、連携体制で捜査と取り締まりを行っています。

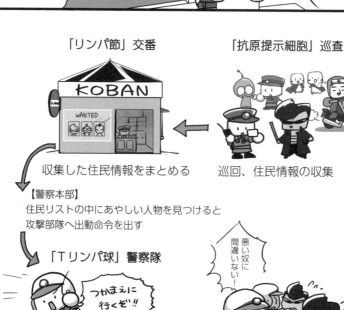

「リンパ節」交番

KOBAN

WANTED

収集した住民情報をまとめる

「抗原提示細胞」巡査

巡回、住民情報の収集

【警察本部】
住民リストの中にあやしい人物を見つけると攻撃部隊へ出動命令を出す

「Ｔリンパ球」警察隊

つかまえに行くぞ!!

たくさんの警察隊メンバーで出動

悪い奴に間違いない！

あやしい細胞を
指名手配リストと照らし合わせ
合致すれば逮捕！

佐々木先生のポイント

免疫細胞は、正常な細胞を間違えて攻撃しないよう気をつけています。
たとえば、趣味でバイクに乗っている善良な住民と、
悪い不良グループを誤認逮捕しないようにしていると考えてください。

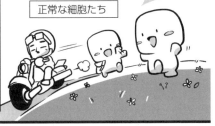

正常な細胞たち

ここは体の中の世界——私たちの体の中では、約60兆個の細胞たちが生きていて、だいたいの細胞が秩序を守って暮らしています。

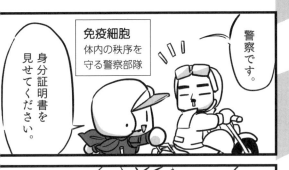

免疫細胞
体内の秩序を守る警察部隊

警察です。

身分証明書を見せてください。

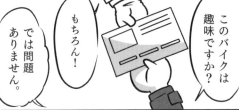

このバイクは趣味ですか？

もちろん！

では問題ありません。

僕らは免疫細胞。

体の中で悪さをするがん細胞やウイルスを取り締まっています。

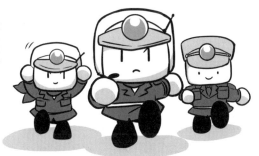

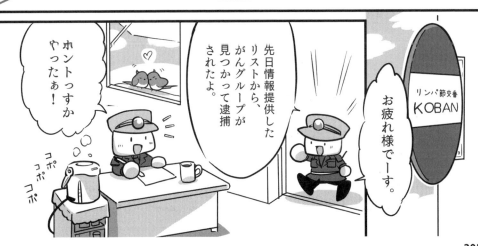

リンパ節交番
KOBAN

お疲れ様でーす。

先日情報提供したリストから、がんグループが見つかって逮捕されたよ。

ホントっすかやったぁ！

コポ
コポ
コポ

men-eki no shigoto

2021年第3版
漫画：橘 真依

免疫のシゴト

～免疫療法を正しく理解するために知っておきたいこと～

患者に寄りそう
がん治療医

免疫についての
エキスパート

がん治療の1つに、免疫療法があります。
この免疫療法の仕組みを正しく理解するためには
まずは免疫細胞のシゴトを知っておくことが大切です。
免疫について学びたい方の入門編として、
本コーナーをご活用いただければと思います。

解説：北里大学病院　佐々木 治一郎 先生

監修：
北里大学病院
佐々木 治一郎 先生

メディカルアドバイザー：
国際医療福祉大学/慶應義塾大学
河上 裕 先生

> 免疫細胞は私たちの体の中でウイルスやがん細胞などを取り締まる、
> 警察組織のような役割をしています。

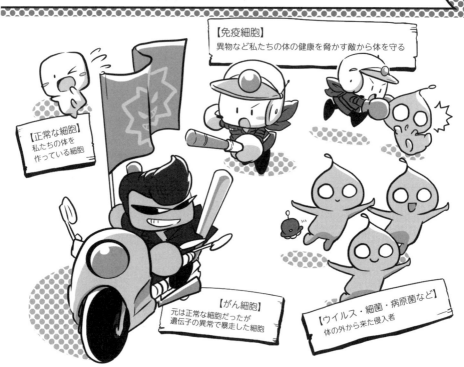

【免疫細胞】
異物など私たちの体の健康を脅かす敵から体を守る

【正常な細胞】
私たちの体を
作っている細胞

【がん細胞】
元は正常な細胞だったが
遺伝子の異常で暴走した細胞

【ウイルス・細菌・病原菌など】
体の外から来た侵入者

がん情報サイト「オンコロ」
100万人を超える人の健康情報データベース(PHR)を有する3
Hクリニカルトライアルが運営するがん情報サイト。「がんとい
う大変な病気と闘うにあたり、正しい情報を届ける」ことをミ
ッションに、2015年にオープン。多くのがん専門医の協力のも
と、信頼度の高い情報発信を続け、現在の月間PVは100万を超え
る。インターネットでのがん情報発信だけでなく、セミナーの開
催、患者向けのヘルプデスクなど活動は多岐にわたり、いままで
に2万人以上のがん患者さんと接している。

執筆・編集　可知健太（かち　けんた）
医薬品臨床開発職時に医薬品開発のボトルネックは被験者登録
であると考え3Hクリニカルトライアルに転職。2015年にがん情
報サイト「オンコロ」を、2017年に希少疾患情報サイト「RareS.」
を立ち上げ、がんおよび希少疾患の治験情報清流化に従事。2018
年よりヘルステック分野に関心をもちePRO「3H P-Guardian」、
治験相談システム「Insight Gateway」の事業計画・開発統括を
行う。3Hクリニカルトライアル株式会社 取締役副社長/株式
会社Four H 取締役CSO。2020年より東京大学大学院医学研究
科臨床試験データ管理講座 届出研究員。

各分野の専門医が教える

あなたにとって最適な「がん治療」がわかる本

2021年3月20日　初版発行

著　者　がん情報サイト「オンコロ」　©Oncolo 2021
発行者　杉本淳一

発行所　株式会社 **日本実業出版社**　東京都新宿区市谷本村町3−29 〒162-0845
　　　　　　　　　　　　　　　　　大阪市北区西天満6−8−1 〒530-0047

　　　　編集部 ☎03-3268-5651
　　　　営業部 ☎03-3268-5161　　振　替　00170-1-25349
　　　　　　　　　　　　　　　　　https://www.njg.co.jp/

印刷・製本／図書印刷

ISBN 978-4-534-05840-9　Printed in JAPAN

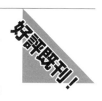
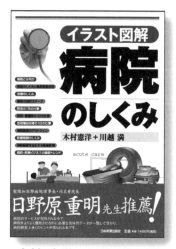
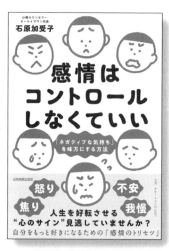
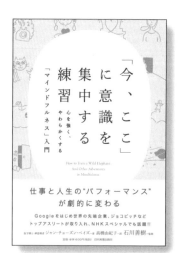
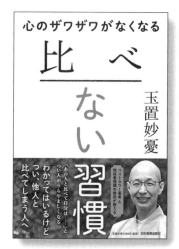